U0271695

后浪出版公司

ABC of
Common Soft Tissue Disorders

ABC常见软组织疾病基础知识

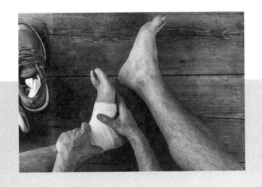

［英］弗朗西斯·莫里斯（Francis Morris）

［英］吉姆·沃卓布（Jim Wardrope）

［英］保罗·哈特姆（Paul Hattam）　著

常　峰　主译

科学技术文献出版社
SCIENTIFIC AND TECHNICAL DOCUMENTATION PRESS
·北京·

WILEY

图书在版编目（CIP）数据

ABC常见软组织疾病基础知识/（英）弗朗西斯·莫里斯（Francis Morris），（英）吉姆·沃卓布（Jim Wardrope），（英）保罗·哈特姆（Paul Hattam）著；常峰主译. —北京：科学技术文献出版社，2020.9

书名原文：ABC of Common Soft Tissue Disorders

ISBN 978-7-5189-5222-9

Ⅰ.①A… Ⅱ.①弗…②吉…③保…④常… Ⅲ.①软组织损伤—诊疗 Ⅳ.①R686

中国版本图书馆CIP数据核字（2019）第027712号

著作权合同登记号　　图字：01-2018-8391

Francis Morris，Jim Wardrope，Paul Hattam

ABC of Common Soft Tissue Disorders

Copyrigh©2016 by John Wiley & Sons Ltd.

ISBN 9781118799789

中文简体字版权专有权归银杏树下（北京）图书有限责任公司所有。

All Rights Reserved. Authorised translation from the English language edition published by John Wiley & Sons Limited. Responsibility for the accuracy of the translation rests solely with GINKGO (Beijing) BOOK CO., Ltd. and is not the responsibility of John Wiley & Sons Limited. No part of this book may be reproduced in any form without the written permission of the original copyright holder, John Wiley & Sons Limited.

本书封底贴有Wiley防伪标签，无标签者不得销售。

ABC常见软组织疾病基础知识

责任编辑：彭　玉　王梦莹	责任出版：张志平		筹划出版：银杏树下
出版统筹：吴兴元	营销推广：ONEBOOK		装帧制造：墨白空间

出　版　者　科学技术文献出版社

地　　　址　北京市复兴路15号　邮编 100038

编　务　部　（010）58882938，58882087（传真）

发　行　部　（010）58882868，58882870（传真）

邮　购　部　（010）58882873

销　售　部　（010）64010019

官方网址　www.stdp.com.cn

发　行　者　科学技术文献出版社发行　全国各地新华书店经销

印　刷　者　华睿林（天津）印刷有限公司

版　　　次　2020年9月第1版　2020年9月第1次印刷

开　　　本　710×1000　1/16

字　　　数　160千

印　　　张　11.5

书　　　号　ISBN 978-7-5189-5222-9

定　　　价　42.00元

版权所有　违法必究

购买本图书，凡字迹不清、缺页、倒页、脱页者，请联系销售部调换

译者名单

主　译　常　峰
副主译　姚佳星
译　者（按姓氏笔画排序）

　　　　　刘　宁　新东方教育科技集团贵阳学校国外部
　　　　　姚佳星　福建省福州儿童医院
　　　　　黄长智　宁德市医院
　　　　　常　峰　山西省人民医院

译者前言

本书为基础知识系列丛书之一，全书分为十四章，第一章为概论，从整体上介绍了骨、关节和肌肉有关的医学知识。第二章至第十三章系统而又简明地介绍了颈项部、背部、肩关节、肘部、腕部、手部、髋关节、膝关节、胫腓骨、踝关节和足部软组织损伤的症状、相关检查、诊断与治疗。全书编写科学，每一章的开头均有"概述"，可使读者对本章的重点知识有一个初步了解，可使读者有的放矢地阅读本书。同时，本书临床实用性较强，所涉及的病种多以软组织损伤的常见病和多发病为主，在介绍不同部位软组织损伤的解剖、手术操作、注意事项及常见并发症等的同时，也更新了当前国内外研究领域的新方法、新观点和新成果，并将显微外科技术、关节镜技术在软组织损伤治疗中的应用也做了简单的介绍，各章内容实用且翔实。

书中配有大量插图，使得所介绍知识具有直观、易于记忆等特点，不仅有助于医生做出诊断，而且利于患者理解病情。编写进该书的检查试验针对性强，可大大提高疾病诊断的准确率。本书对骨伤专业医学生、从事软组织损伤的专业人员、低年资医生和所有从事医疗保健事业的人员，以及对临床骨伤科、软组织损伤专科的医疗教学和科研均有十分重要的参考价值。

目　录

第一章 概 论

Jim Wardrope

概述

1.本章将回顾肌肉骨骼系统，即"人工机器"的解剖结构和生理机制。

2.骨骼肌肉系统与年龄和疾病之间的关系。

3.系统性地对病史、体格检查、影像学检查等进行结构化评估。

4.阐述肌肉、肌腱、韧带和神经损伤的治疗原则。

5.讨论如何最大限度地恢复受损部位的功能。

一、引言

肌肉骨骼系统疾病是全科门诊中常见疾病之一。有1/4的人会出现肌肉骨骼系统疾病症状。这种情况出现后，有1/7的患者会去咨询家庭医生。约50%的人将在一年内出现腰背疼痛。因此，这类疾病给社会带来的负担非常巨大。

这类疾症常被医生认为是"轻症"疾病，但对患者来说，往往是痛苦的，甚至是致残的。有时，看似"轻症"的疾病也可能危及生命。

二、结构与功能：人体类似于机器

（一）骨骼

任何一台机器都需要一个结实的框架，这个框架的主要功能是克服力学的影响，保护内部重要部件，并提供支点的杠杆作用有效地传递力量。

起重机非常好地利用了这些功能（图1.1）。钢梁结构使其具有一定的高度（来克服重力），较长的手臂可触及目标物并有效地传递力量。它也具有专门的防护区域，例如，司机的驾驶室（颅骨）。尽管人类的骨骼系统要复杂得多，但基本原理是一样的。骨骼的"钢梁"是骨，虽然经过进化已经变得很坚硬，也具有一定的弹性，但这种作用仍然是有限的。

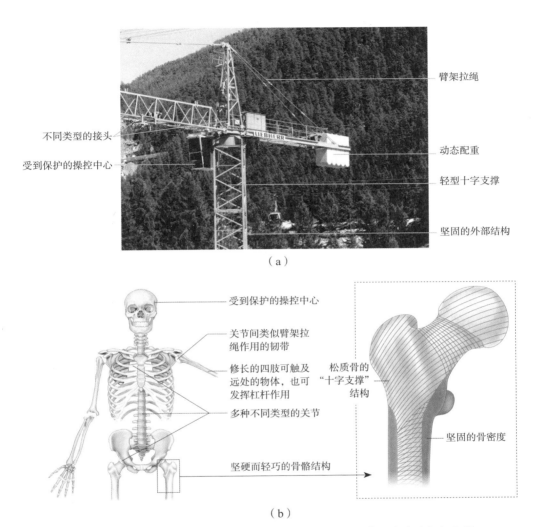

（a）

（b）

图1.1 起重机是一种在结构上非常简单的机器，但是与人体具有许多相似之处。
人体像其他机器一样也遵循力学定律

（二）关节

起重机利用几个简单的接头使其具备有一定的灵活性和一定程度的减震作用。底座上环形接头，能够在同一平面上进行360°旋转。在接头处有一个承重面，并具有一个润滑限制结构以维持接头处于稳定。这与人体的杵臼

3

关节（如肩关节）非常接近。另外，人体也存在允许在一个平面运动的关节（如肘关节）。

　　人体关节远比以上所述复杂得多，种类也更多（如滑膜关节、联合关节和韧带联合关节），这些关节都具有关节面和与骨相连的韧带，并且还存在牵张感受器和相关肌肉。它们还可能具有一些特殊的结构，如关节内软骨，其既可以有助于缓解骨与骨之间的冲击力，也有助于关节的稳定。

（三）肌肉和肌腱

　　动力装置需要燃料、氧气、将燃料中的能源转换成机械能的方法及将机械能传送出去的方法。骨骼肌以糖为主要供能物质，由糖原支撑肌动蛋白的"活塞运动"。

　　肌肉通过肌腱发挥作用。肌腱非常强韧，并具有一定拉伸性，可以防止肌肉突然负重造成肌腱撕裂（图1.2）。

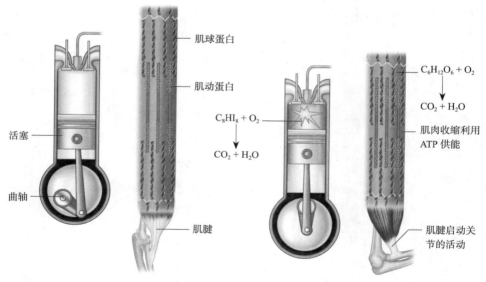

图1.2　人体"内燃机"。汽车发动机中的燃料与氧气一起燃烧产生推动活塞移动和曲轴转动的力；肌细胞中的葡萄糖与吸入的氧气一起产生肌肉收缩所需的能量物质ATP

拮抗肌

类似于起重机，在许多可快速运动的肌肉中均存在相互拮抗的肌肉，拮抗肌和原动肌在形式上是对立的，但对环绕关节运动的功能是统一协调的。这是一个非常重要的概念，同样与使用起重机类比，起重机也存在一个较大的配重，这是必不可少的，可以防止起重机起重负荷时坍塌（图1.1），网球肘就是一个很好的例子。疼痛的产生是腕伸肌重复用力引起的慢性撕拉伤造成的。原动肌是手指屈肌，然而，腕部的伸肌必须收缩，以稳定手腕，如果没有这种肌肉的作用，腕部会弯曲，握持力量也将消失。这种强有力的肌肉收缩可导致肱骨外上髁处的腕伸肌出现局限性压痛点（图1.3）。

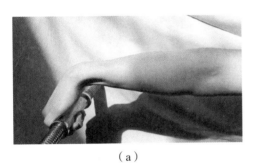
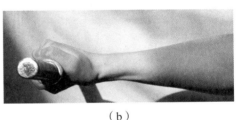

（a）　　　　　　　　　　　　（b）

图1.3　拮抗肌收缩。抓握时，手指屈肌会强烈收缩。（a）如果腕伸肌不能"放松"腕部，那么腕部也会弯曲进而导致抓握力量非常弱；（b）腕伸肌的强烈收缩可使手指屈肌发挥最大力量

（四）神经

所有机器都需要一个控制系统。大脑、脊髓及运动神经和感觉神经共同组成人体的控制系统。大部分运动的控制是在潜意识层面进行的，最简单的例子是脊髓牵张反射。当肌肉受到牵拉时，肌肉和肌腱中的感受器激活，并将信号从感觉神经传递到脊髓的运动神经元，引起所支配的肌肉反射性收缩。该反射弧受到许多因素影响，无论是脊髓内的因素，还是由小脑和大脑皮质下行的及相关神经核团的因素。同时，理解肌肉力量和神经控制在维持关节稳定性的重要性也是很关键的（参见下文）。

（五）功能和受力

人体是一个复杂的杠杆系统。在临床实践中，我们往往忽略运动及其功能的物理学效应，但理解生物力学的基本原理是防治骨骼肌肉系统疾病的关键。

举个简单的提举重物的例子。如果提举方式不正确，则脊柱就变成了一个非常长的杠杆臂，不仅需要承受重物的重量而且还需要承受上身的重量（图1.4）。该杠杆的支点是腰骶连接处。该关节需要承受的力量是巨大的：使用脊柱作为杠杆臂，提举10 kg的重物，脊柱需要承受0.5吨的力。

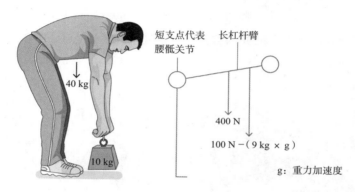

图1.4　以这样一种错误的弯腰方式提举10 kg的重物。上半身体重为40 kg。由此产生的力等于重量（kg）×重力加速：（40 kg + 10 kg）× 10 m/s² = 500 N。该力作用在超过1 m的杠杆（在腰骶关节的支点至肩部之间的距离）上发挥作用，此刻最终的结果为500 N·m（牛顿·米，力矩单位），而位于腰骶关节的反向杠杆更短，约10 cm。此刻在这个短至10 cm的杠杆上产生的力矩是500 N·m，因此，在腰骶关节上需要承受5000 N的力

那么既然受到的力如此巨大，为什么身体不会散架呢？这是因为骨骼肌肉系统有许多缓冲系统，来缓解这些力量。许多结构非常结实，但同时也具有一定程度的弹性，可防止机体因突然负荷量的增加而导致的损伤。肌肉力量的"动态稳定性"形成关节稳定性的基石。例如：

- 踝关节内旋。
- 韧带、外旋肌肌腱和肌肉中的牵张感受器被激活。
- 外旋肌反射性收缩以对抗内旋力量。
- 踝关节的稳定性受到保护（图1.5）。

踝关节内旋收缩强度非常大，使外旋肌附着点撕裂（第五跖骨粗隆的撕

裂骨折过程），甚至会导致肌腱断裂。

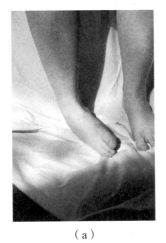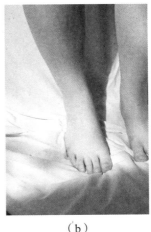

（a） （b）

图1.5 踝关节内旋。（a）伸肌感受器激活；（b）外旋肌反射收缩，进而抵抗内旋力，
踝关节恢复正常位置

如果关节被固定，则可能发生拉伸反射延迟、肌肉萎缩和肌肉力量下降。了解这一概念，对骨骼肌肉损伤的管理，康复治疗至关重要。简单的1级踝关节扭伤可能会导致小腿肌肉萎缩，如果长时间不活动或不承重，可能会导致踝关节不稳定。

（六）年龄、其他疾病、药物和锻炼对康复的影响

与机器不同，人体没有一个确切的质量标准。机器会老化，各部件容易发生故障，但不会因诊所或手术人员的巨大变化而受到较大影响。

随着人口老龄化，社会疾病负担呈上升趋势。年龄相关的变化也会影响骨骼肌肉系统的结构和功能。

• 骨骼变得比较脆弱，骨折的发病率明显增加，通常外伤引起的骨折较少甚至无外伤。

• 肌肉萎缩，导致关节承受应力的能力下降。

• 反射减慢，导致整体稳定性较差，跌倒发生率较高。

• 肌腱失去力量，导致肌腱断裂的发生率增加，如股四头肌腱。

• 目前糖尿病影响了2%的人口。这些患者感染和患血管疾病的风险非常大。严重足部感染或外周血管疾病（peripheral vascular disease，PVD）的早期阶段通常可表

现为骨骼肌肉症状。因此，在评估糖尿病患者时，要特别注意骨骼肌肉系统。

- 抗凝药物（如华法林），可导致出血并发症，如肌肉血肿。
- 儿童有一些成人没有的特殊类型的疾病，如骨骺滑脱骨折、青枝骨折和骨骺骨折。

体重的影响

一个体重80 kg的人，上半身体重估计值为40 kg，而一个体重160 kg的人，上半身体重估计值为80 kg，且腰骶关节需要承受的力也显著增加。另一个例子是髌股关节，在爬楼梯时，股四头肌通过将髌骨向后推至股骨的下端进而发挥作用（图1.6）。对这个动作进行力学分析，可知关节受到的力是体重的3倍。对于一个70 kg的人来说，关节需要承受2100 N的力，对于一个150 kg的人来说，需要承受4500 N的力。一个体重较重的健康成人，有强壮的机体、强健的肌肉和较快反射能力，完全可以抵抗这些力量，但如果超重是惰性脂肪导致的，那么发生损伤的风险将会大大增加。

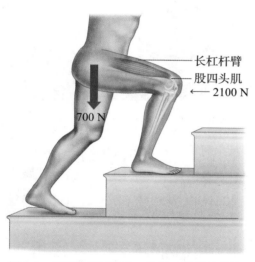

长杠杆臂
股四头肌
← 2100 N
700 N

图1.6　在爬楼梯过程中，作用于髌股关节的作用力是体重的3倍

三、结构化评估

结构化临床评估是肌肉骨骼医学中的基本组成部分。完整的病史信息和系统的体格检查是结构化临床评估应达到的护理标准。每位医生可能都有自己独特且有效的诊疗思路，其应该包括如下列出的要点。如果使用相同的诊疗思路来作为评估清单，请参考表1.1。在复杂而繁忙的临床工作中，这种列表有助于减少过失的发生。飞行员也采用这种方法，飞机使用同规格零件制

造且定期进行维修，机器便会运转良好，这样他们就对飞机每个部分的详细信息非常清楚。而我们需要处理各种形状和大小不同的"零件"（人类），他们中的许多人没有很好地进行保养，或者有些器官功能出现异常，因此我们更需要一种结构化的方法来进行评估检查。

表1.1　肌肉骨骼系统评估清单

病史

损伤机制：创伤性与非创伤性	✓
症状和症状的进展情况	✓
既往损伤/疾病	✓
既往病史，包括药物史和过敏史	✓
职业、运动和爱好	✓

检查

全身体格检查	✓
四肢问题	✓
功能	✓
相邻关节情况	✓
视诊	✓
触诊	✓
运动状况（主动/被动/抵抗/应力/特殊试验）	✓
神经和血管	✓

（一）损伤机制：创伤性与非创伤性

创伤性损伤与非创伤性肌肉骨骼系统疾病之间的诊断图谱有很大差异（表1.2）。创伤是由外力引起的，通常是单次外力异常作用于部分肌肉骨骼系统造成的。力可以从大小、方向和作用时间来进行评估，在大多数创伤中，时间因素是难以量化的，除了反复的轻微力量导致的过度使用和应力伤害。清楚地了解受力的大小和方向是准确诊断的第一步。

表1.2 非创伤性肌肉骨骼系统疾病的损伤谱

红色疾病	黄色疾病	绿色疾病
潜在的生命/肢体威胁:对治疗时间非常敏感	潜在的肢体威胁/致残:可能对治疗时间敏感	慢性疾病:可能致残,但治疗时间不是很急迫
牵涉痛	炎性关节病	骨关节炎
缺血/血栓栓塞性疾病	结晶性关节病	肌腱炎
败血症	神经根/神经压迫	机械性背痛
儿童疾病(如股骨头骨骺滑脱)	肿瘤(原发性、继发性、转移性)	
脊髓受压	应力性骨折/肌腱撕裂	
	风湿性多发性肌痛	

　　如果患者没有明显的外伤史,临床医生需要详细询问症状是如何发作和进展的,以及其他症状、既往病史和药物史。

　　(二)症状和症状的进展

　　严重的损伤通常会导致功能的立即丧失并具有明显的体征。一个恰当的例子就是急性膝关节伤(例如,在足球比赛期间"被搀扶下场"),伴有膝关节立即出现肿胀,这是发生严重关节内损伤的明确体征。相比之下,发生"小伤"者(也是在团队运动期间)可继续参加比赛,2~3天后可出现跛行、膝盖轻度肿胀等症状,这种情况下医生常较容易进行诊断。

　　医生应询问患者已经尝试了哪些治疗方法及这些治疗方法对缓解症状的效果如何。

　　(三)既往损伤/疾病

　　初次损伤的诊治方案与身体某部位反复损伤的诊治方案是不同的。同一部位反复发病的患者往往需要更全面的检查和治疗。

　　(四)药物史和过敏史

　　医生对药物史和过敏史要高度重视。例如,具有消化性溃疡既往史者禁止服用非甾体抗炎药(nonsteroidal antiinflammatory drugs,NSAIDs);华法林可引起关节或肌肉出血，因此华法林可能会使轻度损伤转变成一个大问题。

（五）职业、运动和爱好

一个是患有膝关节损伤的职业足球运动员，另一个是患有同样疾病但具有久坐不动的工作性质且不愿积极运动的患者，会采取同样的治疗措施吗？有些医生可能回答会，但实际上都会采取不同的治疗措施。足球运动员需要100%的膝关节功能，但没有积极运动需求的患者膝关节功能的要求达到80%就够了，甚至更低。评估患者对功能恢复期望和不完全恢复对患者的影响是影响评估和治疗计划的重要方面。

四、体格检查

（一）全身体格检查

通常不需要进行全身体格检查，除非患者看起来整体不适，病史与病情不一致或怀疑损伤不是简单的"机械性"事件造成的（例如，出现眩晕、面色苍白、痉挛发作或非意外伤害症状）。

如果没有特殊的损伤病史，医生需要记录患者的一般情况，至少需要记录体温和脉搏。根据临床情况，有些患者需要做全面的检查，包括血压和主要系统的检查，例如，因晕倒受伤的患者。

（二）四肢问题

重点需要评估以下几个方面：功能、相邻关节情况、视诊情况、触诊情况、运动情况（主动/被动/抵抗/应力/特殊试验）及神经和血管情况。

• 功能：如果患者身体无法正常负重，肢体活动异常或根本无法活动，通常是很容易注意到的，这对儿童尤为重要。

• 相邻关节的情况：医生最好对未受伤的其他关节进行筛查。医生在遇到疼痛难忍的患者时，往往建议其转诊，但同时也会出现对患有膝关节疼痛的患者未对其髋关节进行检查的类似错误，有些损伤可累及多个关节（如Maisonneuve骨折）。

• 视诊情况：医生需要将患侧与健侧进行对比。如果未进行对比，可能会忽略轻微肿胀或畸形。医生应仔细检查肿胀、瘀伤、红斑和畸形（图1.7a）。

• 触诊情况：医生应使用一个手指进行触诊以找到准确的压痛点（图1.7b）。

• 活动情况：不同类型的运动试验可检查不同的身体部位，使诊断更准确。主动

11

和被动性活动主要是用来检查关节的功能，虽然被动拉伸肌肉引起的疼痛是肌肉或肌腱问题的体征（图1.7c）。抵抗性运动是关节固定不动，对肌肉及其韧带和肌腱进行检查（图1.7d）。应力试验（动作需轻柔）是通过对关节施加压力以检查韧带松弛程度的方法（图1.7e）。而对某些特定临床表现可能需要进行许多特殊检查，例如，小腿挤压（simmond）试验就是针对突发跟腱疼痛的患者进行的一种检查（图1.7f），这种检查可能对损伤有诊断作用，但如果未进行合理的检查可能会导致治疗上的重大错误。

- 神经和血管：神经血管检查应作为肢体检查的常规检查项目。

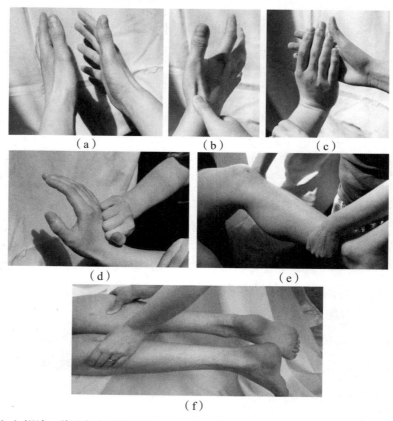

图1.7 （a）视诊：将患侧与健侧进行对比；（b）触诊：使用单个手指进行触诊，对压痛点进行定位；（c）主动和被动性活动可检查关节的功能；（d）抵抗性运动可检测肌肉/肌腱/动点的功能；（e）应力试验可检查韧带功能；（f）特殊试验可能是在某些情况下进行临床诊断的唯一方法

五、影像学检查

目前，我们对损伤诊断的准确度比以前更高。超声和MRI已经彻底改变了软组织损伤的检查方式。由于肌肉骨骼系统疾病非常普遍，如果每个患者均进行该检查，不仅会导致医疗成本的明显增加，也会导致治疗时间的延迟。因此，对患者进行一定程度的筛选，选择合适的患者进行检查是很有必要的。

（一）X线检查

外伤患者通常需要行X线平片排除骨折。幸运的是，我们有很多良好的循证指南用于帮助明确诊断，例如，加拿大渥太华踝关节准则、膝部准则和C型脊椎准则等。另外，皇家放射学院也对如何合理使用X线做出了详细的指导。然而，最终诊断是需要结合临床表现、体格检查和患者的一般情况（如年龄）等进行综合临床判断。

（二）CT

虽然很少将CT作为首选检查方法，但CT可以提供复杂骨损伤的细节，如复杂的中足部骨折和脱位。同时，其也可在成像困难的区域清晰成像，如下颈椎。

（三）超声和MRI

软组织损伤后，需要立即进行超声和MRI检查的指征很少。除非怀疑患者出现脊髓压迫。然而，如果损伤没有及时按照一线治疗得到处理，或再次临床评估提示病情严重，这些情况需要进一步的影像学检查。

（四）其他检查

在非外伤性的患者中，可能需要更多种类的检查。例如，患有肩峰疼痛且没有外伤史的患者可能需要以下一种或多种检查：心电图（electrocardiogram，ECG）、胸部X线平片、肩部X线平片、C反应蛋白（C-reactive protein，CRP）或红细胞沉降率（erythrocyte sedimentation tate，ESR）、妊娠试验、腹部CT和淀粉酶等。介绍这些检查并不意味着我们主张对患者进行过度检查；列出上述检查仅仅为了说明患者可能需要做的检查的种类很多。患者需要做的检查完全取决于临床诊断的需要。

服用华法林的患者也可能会出现一些问题。出现疼痛或肿胀的患者需要检查国际标准化比率（International Normalized Ratio，INR）。

六、软组织损伤类型及其治疗

（一）肌腹

肌肉撕裂伤是很常见的。腓肠肌的内侧头部、腘绳肌和二头肌特别容易发生撕裂伤，通常由抵抗肌收缩所致。大多数撕裂属不完全性撕裂，需在医生的建议下，起初制动，然后进行包括温和拉伸在内的分级康复训练。而完全性撕裂更容易发生在肌腱或附着于骨关节处肌肉的起点和止点。对于运动爱好者或具有较高职业需求的患者后期需要进行密切随访，甚至可能需要进一步影像学检查。

直接打击伤或肌肉撕裂可引起血肿，主要通过保守治疗。重要的是，医生应告知患者不要在愈合期间过度伸展肌肉，否则可能进展为骨化性肌炎。

其中，骨筋膜室综合征是严重的肌肉问题。受损肌肉位于相对密闭的肌筋膜室内。可引起肌筋膜室内肿胀的任何疾病（直接创伤、肌肉撕裂、局部缺血）均可引起室内压力的增加，最终导致肌肉局部缺血甚至坏死。骨筋膜室综合征的症状为严重的疼痛，通常服用阿片类药物无效，也与损伤的严重程度不成比例。其体征主要是肌肉在静息状态和被动牵拉时出现严重的疼痛。

（二）肌腱/肌肉起点与止点

肌腱损伤往往比肌腹损伤更严重。肌腱撕裂通常是完全性的，且需要手术进行干预的情况比较常见，起点与止点特别是对于运动员或职业需求较高的患者。该损伤的诊断可能比较困难，如果不能确诊，则可能需要进一步的影像学检查。有时，这类撕裂伤也可以导致附着点处的骨性撕脱。可通过X线片作出诊断，但通常也需要超声或MRI（表1.3）。

表1.3 可能需要手术进行治疗的肌腱损伤

起点撕裂伤	肌腱撕裂伤	止点撕裂伤
肘关节肱二头肌桡骨起点撕裂	腕关节拇长伸肌撕裂	肱二头肌长头撕裂
指深屈肌肌腱撕裂	股四头肌腱撕裂	坐骨结节处腘绳肌撕裂
	髌骨肌腱撕裂	髂前下棘处股二头肌撕裂
	跟腱撕裂	
	胫骨后肌腱撕裂	

（三）韧带

韧带损伤也是非常常见的，主要表现为轻微的和自限性的损伤，以及伴有关节稳定性下降的严重损伤。虽然将这些损伤分为1、2、3级撕裂伤是一种不精确的评估方法，但这是比较实用的方法，有助于对韧带损伤的严重程度进行评估（图1.8）。

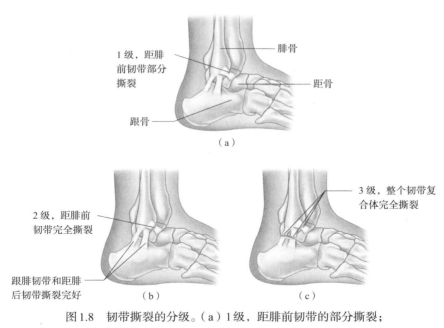

图1.8 韧带撕裂的分级。（a）1级，距腓前韧带的部分撕裂；（b）2级，距腓前韧带完全撕裂；（c）3级，整个韧带复合体完全撕裂

以踝关节外侧韧带损伤为例，1级撕裂伤是指外侧韧带复合体部分撕裂，这种损伤属于稳定性损伤，可通过保守治疗来缓解。2级撕裂伤是指距腓前

韧带的完全撕裂，通常是稳定性损伤，但需要进行密切的随访和积极地治疗。3级撕裂伤是指整个外侧韧带复合体的完全撕裂，其属于不稳定性损伤，需要进行密切的随访，可能需要进一步的影像学检查并考虑手术修复治疗。然而，仅仅通过临床评估来对这些损伤进行分级是比较困难的，特别是在受伤初期。

（四）功能障碍

软组织损伤常见的并发症包括患处失用或因固定造成的活动受限、肌肉萎缩和保护性反射的迟缓。例如，膝部固定数天就可见股四头肌肌肉明显萎缩。由于肌肉力量和反射在维持关节稳定方面具有重要作用（参见上文），因此患者经常会主诉关节不稳定感，甚至有"松动感"。强壮的肌肉和快速的反射可明显代偿撕裂韧带的功能，如前十字韧带损伤。

功能性（而不是机械性）的不稳定需要通过高强度物理治疗来重建肌肉力量和提高反射能力。

七、关节损伤

（一）脱位

脱位是种严重的损伤，常导致关节周围支撑韧带受损。肩部和手指是最常见的脱位部位。诊断通常很简单，可通过复位、早期固定、关节周围肌肉舒缩活动和康复训练进行治疗。

不稳定性和复发性脱位

关节不稳定是常见的症状。最常见的问题是肌肉萎缩引起的功能性不稳定（见上文）。可通过物理疗法建立肌肉力量和增强保护性反射。而经常性脱位表明支持结构受到严重损伤，需行全面检查，甚至需要手术治疗。

（二）游离体

撕裂的半月板、退行性骨软骨碎片、骨软骨炎和骨软骨骨折都可能导致关节内出现游离体。最常见的症状是疼痛、关节交锁，以及关节松动。真性关节交锁是指患者突然无法活动，通常是单一特殊活动受限（例如，对于真性膝关节交锁的患者，不能完全伸展膝关节，但能正常屈膝）。伪性关节交锁常见于疼痛保护或关节积液引起的全身运动减少的患者。

另一个症状是关节松动，即关节突然完全失去控制。在这种情况下，患者会出现突然跌倒在地的情况。真正的关节松动并不常见；多数是肌肉力量薄弱或疼痛保护引起的功能性关节松动，且通常不会导致关节完全失去控制，更多的是引起患者产生关节不稳定的一种"感觉"。

（三）神经损伤/压迫

在闭合性损伤中，神经离断是不太常见的。神经损伤的主要机制是神经纤维受到压迫或牵拉。可发生在神经根处（如椎间盘疾病引起的椎神经根压迫）、神经丛（如臂丛神经牵引损伤），也可发生在周围神经（如上臂桡神经压迫）。常见的神经损伤可参见表1.4。

表1.4 神经根和周围神经损伤

神经	病因
脊神经根	突出的椎间盘或骨赘压迫
臂丛神经损伤	高速对撞伤、外展牵拉伤
T_1神经根	胸廓出口综合征（thoracic outlet syndrome，TOS）
桡神经	桡神经沟受到压迫（星期六夜麻痹）
腋神经	肩关节脱位
胸长神经	背负沉重的背包，背带处受到损伤
尺神经，肘部	肱骨外上髁受到压迫
尺神经，腕部	骑自行车
前骨间神经	前臂受到压迫
后骨间神经	前臂受到压迫
正中神经	腕管受到压迫
股外侧皮神经	髂前上棘受到压迫
腓总神经	腓骨头外伤/骨折
胫神经	跗管受到压迫

八、非创伤性损伤的诊断和治疗

无明确外伤史的肢体疼痛是非常常见的。对于大多数患者来讲，病情并不严重，且按照医生的建议并进行简单的治疗可缓解其症状。然而，有时看似非常普通的症状恰恰由严重的疾病引起的，在这种情况下，迅速做出诊断、转诊和治疗可能会挽救生命或保住患肢（非创伤性肌肉骨骼系统疾病损伤谱可参见表1.2）。

（一）非关节性风湿病

这是一系列疾病的总称，包括日常常见疼痛（如机械性背部疼痛和痉挛）和一些严重的疾病（如风湿性多肌痛，polymyalgia rheumatica，PMR）。PMR是一种主要影响老年患者的炎性疾病（20世纪70年代早期为该病高峰期），典型的临床表现是肩部和髋关节出现疼痛和僵硬。

该病主要的危险信号是其与巨噬细胞性动脉炎有关。虽然不常见，但PMR患者如果出现头痛症状需要紧急转诊。

有关机械性背痛、纤维肌痛和肌肉酸痛的治疗将在第三章进行介绍。然而，治疗的主要措施是鼓励患者多活动、多锻炼，并进行简单的镇痛治疗。

（二）关节病

1.退行性关节病

这种疾病通常被称为骨关节炎，也是最常见的关节疾病，疾病过程包括从轻度的单关节症状至严重的累及多关节的一系列疾病。治疗旨在维持患侧肢体的运动能力和恢复肌肉力量，同时需采取减少关节承重的措施，如减轻体重等。

2.自身免疫性/反应性疾病

这是一组数量巨大且种类繁多的疾病，包括类风湿关节炎、银屑病、肠病、青少年关节炎和赖特病等，这类疾病往往累及多个关节。医生需要详细询问病史并对患者进行全面检查，才能明确诊断进而进行针对性治疗。患者往往需要转诊去看风湿病专家。

3.晶体性关节病

痛风（尿酸）和假性痛风（焦磷酸钙）是常见的容易突然发病的类型。表现为关节红、肿、热、痛，有引起败血症的可能。详细询问病史往往可了解患者既往发作史，以及是否存在酒精滥用史、过量使用某些药物、肥胖症和代谢综合征等危险因素。假（性）痛风在老年患者中比较常见。有一些典型的临床表现可帮助临床医生做出明确的诊断，对于无发热表现的老年患者，如果出现典型的X线片变化并伴有第一跖趾关节的急性疼痛和肿胀、腕部疼痛、肿胀和红斑可确诊。

急性发作用抗炎药或类固醇类药物起效迅速（非甾体抗炎药无效时可考虑应用秋水仙碱）。

4.化脓性关节病

化脓性关节炎是一种累及肢体、危及生命的疾病，遇到此类患者应快速准确作出诊断。该病最典型的症状是关节出现红肿，同时会伴有疼痛。不是每例患者都会出现发热，症状也可能不典型。一旦怀疑该诊断，应立即进行关节滑液检查并行紧急关节镜检查和细菌培养。同时，应建议所有疑似脓毒性关节炎的患者转诊去看风湿病科或骨科。

5.糖尿病性关节病

糖尿病性关节病在患有2型糖尿病的老年患者中更常见，这可能与微血管疾病、神经病变和胶原蛋白形成异常等诸多因素有关。最常累及手部、肩部和足部。

6.神经性关节病

正常的本体感觉，分布于肌肉、韧带和关节囊的传入，以及肌肉反射对于维持正常关节功能至关重要。这些结构出现功能紊乱可导致关节力学的异常，最终导致严重的关节破坏（如Charcot关节）。最常见的病因是糖尿病、酗酒、脊髓或中枢神经系统损伤。这些疾病需要患者转诊去看专科。

（三）过度使用综合征

肌肉骨骼系统的活动量突然增加或长期反复超负荷承重可能导致骨折

（应力性骨折）、肌腱炎、末端病、韧带失效和神经压迫。患者在工作／运动／兴趣爱好等活动量的水平是病史的重要组成部分，对这些疾病的诊断具有重要的参考价值。治疗包括了解患处压力的生物力学、减少加重因素、理疗及患者教育。

（四）肿瘤性／病理性骨折

这种疾病不常见，但临床医生应牢记，患者可能有非典型病史（如突发无创性骨痛），或是常见症状未得到改善或持续加重（如发生在年轻人的膝痛）。如果患者有癌症既往史，那么应该接受进一步的检查。如果没有类似病史，在诊断上可能比较困难。其症状是逐渐加重的情况，往往与常见疾病不易区分。出现下列危险症状应该特别引起注意，但也应注意到这些症状也可能是不可靠的。使用类固醇类药物并有癌症既往史的老年患者是最有可能被诊断为该病的。

（五）复杂的局部疼痛综合征／神经痛

这种疾病一般会出现血管和神经的异常反应。患者常有创伤史，但往往症状较轻。症状分为感觉性、血管运动性、分泌汗的运动神经性／水肿性和运动性／营养性等。治疗包括患者教育、药物治疗、康复训练和心理支持。应建议患者尽早转诊至专科。

拓展阅读

Brukner P, Khan K. *Clinical sports medicine*, 4th edn. McGraw-Hill Australia, North Ryde, NSW, 2012.

Davidovits P. *Physics in biology and medicine*, 3rd edn. Elsevier, Burlington MA, 2008.

McNeill AR. *The human machine*. Natural History Museum Publications, London, 1992.

Wardrope J, English B. *Musculo-skeletal problems in emergency medicine*. Oxford University Press, Oxford, 1998.

第二章　颈部软组织损伤

Michael Athanassacopouls 和 Neil Chiverton

概述

1.挥鞭样损伤相关障碍非常常见，在所有的人身伤害索赔中，有85%的案例涉及该损伤。

2.挥鞭样损伤相关障碍是一种急性、自限性损伤，且症状可在4~6周内缓解。医生应鼓励患者在能承受的范围内多运动、多活动。目前，没有循证医学证据表明使用颈托有效。

3.急性斜颈最常见的表现是晨起颈部疼痛并伴有因肌肉明显痉挛，常有轻微的外伤或感染史，患者年龄一般在14~30岁。颈椎张口位X线片是首选检查。MRI可用于持续疼痛性斜颈的诊断，以排除其他疾病。

4.对于大多数急性斜颈的患者，症状持续时间常少于1周且通常是自限性的，并可通过镇痛和理疗相结合来进行治疗。

5.颈椎间盘退行性变是一种正常的衰老过程。症状可能是急性的，也可能是慢性的；同时，也可能具有轴向疼痛、神经根受到压迫或脊髓病的症状。

6.进行性神经功能缺损或症状出现急性恶化的患者需要紧急转诊。而在保守治疗后出现的持续性手臂疼痛不需要紧急转诊。突发性脊髓病也需要进行紧急转诊，而病情持续时间较长也需要考虑紧急转诊。

一、挥鞭样损伤相关障碍

术语"挥鞭样损伤"一直被用于描述颈部因突然加速或减速所造成的骨性或软组织损伤，通常不伴有颈椎的骨折或脱位。另外，该临床综合征也有许多其他术语，如颈部拉伤或扭伤，加速－减速综合征和颈部过度屈伸伤等。在1995年，魁北克特别任务小组（QTF; Spitzer et al. 1995）一致采用了以下定义"挥鞭样损伤是指因加速－减速机制所造成能量转移到颈部的骨或软组织而导致的损伤。这种骨或软组织损伤，反过来也会引起多种临床表现，因此被称为挥鞭样损伤相关障碍（whiplash-associated disorders，WAD）"。

（一）发病率

据估计，在英国每年有25万例WAD患者，美国有100万例。既往史有创伤性颈部疼痛、教育水平偏低人群和女性中更常见，尤其女性更容易出现慢性症状。在英国，85%的人身伤害索赔案例与WAD有关。已有证据证明，在低速机动车相撞事故、潜水或做过度伸展和（或）过度屈曲的动作之后均可能发生WAD。在高冲击力事故多发性创伤患者中，其发病率为13%，这与一般人群出现颈部疼痛的概率相似。

（二）病因

WAD的确切病理生理学机制尚不清楚。但尸体研究显示，上颈椎和下颈椎存在复杂的运动差异，颈部形成"S"形曲线和颈部肌肉收缩有助于头部稳定。而引起颈部症状所需要的速度要达到约8 km/h。已有证据表明，椎间关节是疼痛的主要部位。

（三）临床表现

常见症状是颈部和上胸部区域出现疼痛和僵硬。大多数患者在受伤后的最初几分钟内没有任何症状，但在接下来的几小时至数天内，患者的症状会逐渐加剧。症状可能包括耳鸣、头晕和视物模糊等。魁北克特别任务小组还对该病进行了分级，尽管内容上进行了一些修改，但仍沿用至今（表2.1）。考虑到4级涉及颈部的骨折或脱位，因此有些作者有时不认为其属于WAD。然而，该分级法由于过于简化，并没有达到对患者进行适当的分类以帮助临床决策的目的，因此又对2级进行了细分（表2.2）。

表2.1　魁北克特别任务小组 WAD 分级

WAD 分级	临床表现
0 级	无任何症状或体征
1 级	出现颈部症状（疼痛、僵硬和压痛）；无颈部体征
2 级	颈部症状+颈部体征（运动范围受限和压痛点）
3 级	颈部症状+颈部手指+手臂症状和体征（沉重感、酸痛、感觉异常、无力、深肌腱反射减弱）
4 级	颈部症状+颈部体征+手臂症状和体征+颈椎骨折和（或）脱位

表2.2　WAD 2级的细分

WAD 分级	临床表现
2A	颈部症状+颈部体征（活动范围受限，肌肉舒缩模式改变）+感觉障碍（颈部局限性机械性痛觉过敏）
2B	颈部症状+颈部体征+感觉障碍+心理障碍（心理压力增大）
2C	颈部症状+颈部体征（活动范围受限，肌肉舒缩模式改变，关节定位误差增加）+感觉障碍（颈部局限性机械性痛觉过敏，全身感觉过敏（机械性、热源性、双侧上肢神经动力学试验1显示受限）；一些患者可能会出现交感神经系统紊乱）+心理障碍（心理压力增加，急性创伤后应激水平升高）

（四）影像学检查

大多数情况下，临床医生根据临床表现就可以对WAD进行诊断，但在有条件的情况下，患者可能也需要进行影像学检查以排除更严重的损伤。目前已经制定了不使用影像学检查排除更严重"颈椎疾病"的多个方案。应用最广泛的是用于排除颈椎损伤的加拿大颈椎（Candian Cemical Spine, C-Spine）规则算法（图2.1）。

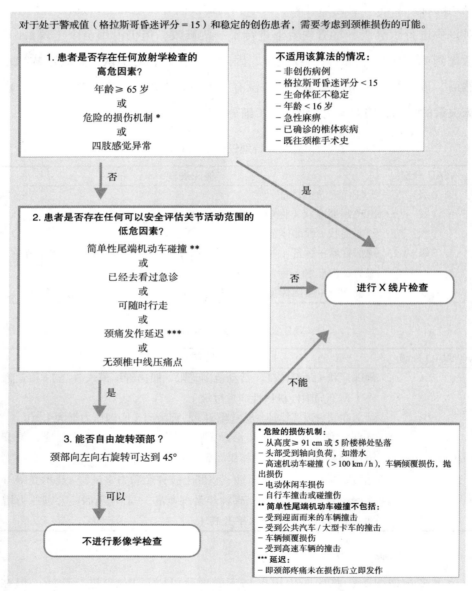

图2.1　用于排除颈椎损伤的C-Spine规则算法

（五）治疗

鼓励患者在可承受的范围内多运动和多活动，但应避免对颈部疼痛进行过度牵拉。建议患者在全天内少量频繁进行运动和活动。研究表明，无论时间长短，还是单独或与其他治疗联合使用柔软或刚性颈托与疼痛或残疾的改善程度无关。建议患者服用非甾体类抗炎药可显著缓解致残症状和患病总天数。同时，为患者提供心理支持也是必要的。

（六）预后

大多数情况下，WAD是一种自限性损伤。症状可在4~6周内得到缓解，但14%~42%的患者会出现长期疼痛，10%的患者会出现持续性疼痛。与预后不良相关的因素包括损伤前颈痛既往史、教育水平偏低、年龄偏大、创伤后应激症状、女性和WAD分级处于2~3级。损伤后3个月内，患者活动减少和出现心理障碍是持续性疼痛和致残的危险因素。有些学者也把症状持续时间超过6个月的称为慢性颈部急性扭伤。

二、急性斜颈

Torticollis是颈部扭转的拉丁语，许多病理过程均可导致急性斜颈。患者颈部向一侧倾斜，面部向对侧旋转。斜颈可分为先天性和获得性，前者患者不会自觉疼痛（图2.2），而后者可不伴或伴有疼痛（表2.3）。先天性斜颈和非疼痛性斜颈不是我们本章主要讨论的内容。

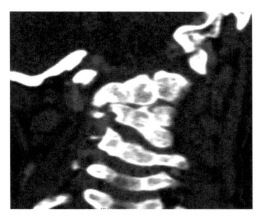

图2.2　左侧为C1~C2半椎体完全分开，引起先天性斜颈

表2.3 疼痛性斜颈的鉴别诊断

急性特发性（斜颈）	
外伤性	寰枢椎旋转半脱位
	齿状突骨折
	C_1骨折
炎症	颅椎间过度松动症（Grisel综合征）
	青少年类风湿关节炎
	椎间盘炎/骨髓炎
	其他颈部感染
肿瘤	嗜酸性肉芽肿
	骨样骨瘤/骨母细胞瘤
颈椎间盘脱出	
Sandifer综合征	
获得性：伴或不伴疼痛	
婴儿良性阵发性斜颈	
中枢神经系统肿瘤	颅后窝
	颈髓
	听神经瘤
脊髓空洞症	
癔症	
心血管危象（吩噻嗪中毒）	
韧带松弛相关性的疾病	唐氏综合征
	迟发性脊椎骨骺发育不良综合征/黏多糖贮积症

（一）临床表现

最常见的表现类型是特发性斜颈（颈部扭转，图2.3）。常见于14~30岁的患者，晨起出现颈部疼痛和畸形，并伴有明显的肌肉痉挛。发病机制仍不完全清楚，但可能由于小关节问题或椎间盘脱垂引起的。

应询问患者是否有创伤史、上呼

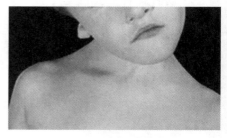

图2.3 C_1~C_2半椎体病变，斜颈患者的照片。可以看到，颈部朝向一侧屈曲而朝对侧旋转

吸道或咽后脓肿等感染史，或是否接受过耳鼻喉科手术（如扁桃体切除术）、是否患有类风湿关节炎。以上疾病均可引起寰枢椎旋转半脱位（atlantoaxial rotatory subluxation，ARS）。ARS引起的斜颈可能急性起病，甚至可能在损伤后数周才出现症状。创伤后慢性起病的情况下，患者的症状可能非常轻微，甚至可能被忽视。一般认为，患处的任何炎性损伤可能会引起寰枢椎复合体的韧带充血，这又进一步导致韧带松弛和关节半脱位。如果这种半脱位和原发病的损伤未经治疗，可能会发展成顽固性畸形。

　　ARS引起的斜颈在儿童中更常见。最具特征性的表现是，试图矫正该畸形导致痉挛使对侧胸锁乳突肌明显突出，这一点与先天性畸形不同。

（二）影像学检查

　　通常情况下，对于症状出现1~2天内即可缓解的患者，通常不需要进行检查。而对于症状持续时间延长、患者为儿童，或怀疑患者有创伤或近期有感染，应进行X线片检查。在这种情况下，拍摄张口位片是最有效的检查。患有ARS的患者，可看到C_1向C_2颈椎旋转和半脱位（图2.4）。如果在X线片中可看到这些征象，则需要进行进一步的影像学检查。患者需要采取头部向右和向左旋转约15°的体位进行C_1~C_2关节的CT检查。通过该检查可看到头部转动后C_1颈椎没有矫正。

　　对于非典型病例和症状一直未缓解的患者，可能需要进行MRI扫描，以排除引起斜颈的罕见病因，如感染或肿瘤等。

（三）治疗

　　通常情况下，可用止痛药、肌肉松弛剂和物理疗法进行斜颈的治疗。绝大多数情况下，该疾病是自

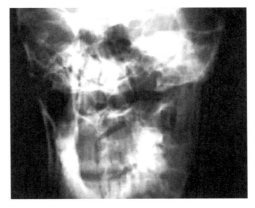

图2.4　从该冠状位片可以看到患者C_1~C_2颈椎旋转半脱位。可以看到，寰椎的两个侧块与齿状突之间的距离不同且左边可见烁征。但可能由于畸形或患者自觉疼痛，通常难以拍到合适的张口位片

限性的，症状在7~10天后缓解。对于非典型病例，儿童或老年患者和通过病史怀疑病情严重的患者，应建议其转诊。

对于ARS患者，在建议转诊前，其治疗方法在很大程度上与症状和畸形的持续时间有关。因此，轻者服用止痛剂和观察即可，重则需要牵引，甚至需要手术融合固定。

三、颈椎间盘退行性变及相关疾病

颈椎间盘退行性变是一种正常的衰老过程。颈部创伤和反复运动可能会加重病情。在一项大样本调查中，慢性颈部疼痛（大多数研究认为持续时间超过6个月）的患病率约为10%。颈椎神经根病变比较少见，发病率为0.5%~3.0%，50岁左右的人群高发。

（一）病理生理学机制

椎间盘退变的发生过程及其后遗症已总结在图2.5中。

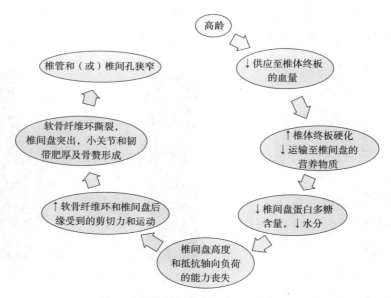

图2.5　颈椎间盘退变的病理生理机制

（二）临床表现

通常颈椎间盘退变的首要症状是患者出现颈部疼痛或僵硬。同时，也会伴有神经根刺激症状，相应部位会出现放射痛。背侧神经根受到刺激，可能会向枕部、肩部或肩胛区放射，出现放射痛（图2.6a），而腹侧神经根受到刺激，可能会向患侧臂放射，相应的神经皮节出现疼痛（图2.6b）。突出的椎间盘也可压迫神经根部进而引起神经根性疼痛，也可伴有感觉异常，少数情况下也会出现乏力等症状。如果椎管出现狭窄，可能会出现脊髓病症状，并伴有累及双腿的长束征。

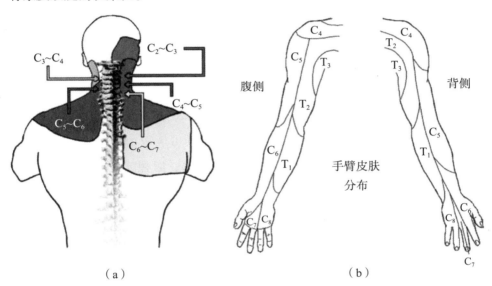

（a）　　　　　　　　　　　（b）

图2.6　背侧（a）和腹侧（b）颈神经根支配的皮肤区域

（三）病史

可引起退行性疾病的原因有很多种。

• 患者可突然出现颈部和神经根性疼痛，而这种症状多由外伤、意外事故或抬举推拉物体导致，通常在年轻人中比较常见，多是椎间盘突出引起的。

• 由于大多患者经常会有多节脊椎病变，也经常会伴有双侧神经根病变，因此患者可能会有慢性病史。这种情况通常在老年患者中比较常见。对于中央型狭窄的患者，可能会出现四肢无力、僵硬不灵活和写作或精细运动障碍。这种情况通常是慢性的，同时，病情进展缓慢。

• 5% 的患者也可急性起病且通常继发于创伤或运动之后。常见于年轻患者，常伴有严重的椎间盘突出症或恶性椎管狭窄，在这种情况下，创伤可能是急性脊髓病变的诱发因素，甚至会导致中央索综合征。

医生需要注意到患者症状的起病时间及疼痛和感觉异常的部位。同时，医生需要询问患者一些具体的问题，例如，您抓拿物体时，物品会掉落吗？您能按一下向上的按钮吗？您的笔迹有改变吗？如果出现上述肌无力的症状可能表明患者患有脊髓病变。

另外，医生还应询问患者是否有癌症既往史、是否有导致感染的危险因素，以及是否正在服用糖皮质激素类药物，这些情况也是排除退行性改变外的其他病因。

（四）体格检查

观察患者的步态。脊髓病患者最典型的步态就是宽而不稳的步态。医生需要触诊患者颈部，并注意疼痛的区域和类型（例如，轻轻按压出现严重的疼痛）。虽然摸到肿块是比较少见的，一旦摸到可能表示存在肿瘤或椎旁脓肿。肌筋膜触痛点通常可在颈部疾病患者的颈部、肩胛区和上背部肌肉中触摸到。目前的研究表明，颈神经根受到压迫认为是肌筋膜触痛点诱发或维持因素。

医生需要嘱患者轻轻活动颈部并做屈曲、伸展、侧屈和旋转等动作。同时需要注意任何诱发的神经根症状或其他症状。

医生应对上肢和下肢进行全面的感觉和运动评估，并进行详细记录。肌阵挛、肌紧张增加、反射亢进和上行足底反射阳性均是脊髓病的特征。

霍夫曼征检查和足底反射检查效果类似。其可通过用力屈曲，快速放松患者中指末端指节来刺激伸肌腱引发。若拇指出现掌屈运动，即认为霍夫曼征阳性。两侧出现可为假阳性，而单侧阳性为异常。

Lhermitte 征又称前核间型眼肌麻痹综合征、内侧纵束综合征，是自颈部向肢体和（或）躯干放射的一种触电样感觉异常。spurling 征是指脊柱受到压迫时，椎体向一侧屈曲和旋转导致椎间孔缩窄，并引起同侧神经根症状。

如果头部向一侧屈曲并旋转，并牵拉对侧手臂，受到牵拉一侧手臂可能会出现神经根症状。这是因为当牵拉手臂和头部向一侧屈曲时，使神经根处于紧张状态，而该侧神经根受到卡压不能移动导致出现症状。此时，患者肩部外展可减少张力并可将神经根从压迫位置移开。

桡骨膜反射倒错可通过轻轻叩击肱桡肌肌腱触发。若发现该侧前臂屈曲不明显，而出现手指屈曲，即为桡骨膜反射倒错。可以通过医生嘱患者手指内收或外展来评价小指逃避征。如果尺侧手指在30~60秒内出现内收，则认为该项测试阳性。

然而，高达20%的颈椎病患者没有反射亢进或刺激症状（霍夫曼征、桡骨膜反射倒错、阵挛、巴宾斯基征）。因此，诊断需结合相关的病史、体征、症状和影像学检查。

（五）影像学检查

一般不需要进行X线检查，但如果患者有外伤史或者怀疑有畸形、关节不稳定或先天性变异等情况，应行X线检查。如果患者的症状持续时间很长或出现神经症状，对于这类患者，X线检查不仅价格便宜，操作方便，而且是重要的筛查工具。过屈/过伸位平片可能会找到运动诱发颈部疼痛的不稳定因素。该检查是目前唯一容易获得的动态成像方式，同时，由于可选择站立位拍摄，可以显示重力对其造成的影响。

如果病史和检查均高度提示颈椎存在病变，那么理想的检查方法是MRI扫描（图2.7）。然而，在无症状的患者中，常常会发现MRI的改变。在一项针对30例无症状患者进行的研究中结果发现，73%的患者有椎间盘突出问题，50%的患者可见局灶性椎间盘突出。此外，在40岁以下的无症状患者中，有25%的患者可见椎间盘退行性疾病，而对于40岁以上

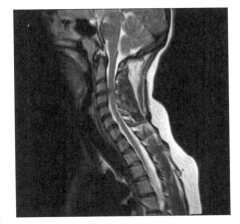

图2.7 MRI扫描矢状面显示C_3 / C_4椎间盘脱垂，脊髓受到压迫

的患者，这种情况可高达60%。所以，MRI结果必须结合临床症状和相关的检查。

其他成像方式，如CT扫描或CT骨髓图，对于有外伤史或无法进行MRI检查的患者来说很有帮助。但对软组织损伤提供的可参考信息比较少。有颈部神经根症状和确诊成像的患者通常不需要神经生理学检查。然而，该项检查可将颈部神经根病与周围神经压迫区分出来。神经根病变和周围神经压迫可能共存（双挤压现象），例如，颈椎间盘突出与腕管综合征可同时存在。远端压迫可掩盖临床症状。

（六）治疗

大多数没有其他症状的颈部疼痛患者可以单独采用保守治疗。几乎没有医学证据表明可以使用颈椎融合术或其他手术方式来治疗轴性颈椎痛。

所以，物理治疗仍是治疗的主要方式。在治疗过程中，应尽早进行牵引。每日进行牵引对治疗是大有裨益的。但动作需轻柔，在常规进行拉伸锻炼前应做适当的热身运动。手法治疗和颈部锻炼相结合，似乎有更好的效果。

超声、按摩、经皮神经电刺激疗法（transcuataneous electrical nerve stimulation，TENS）和电刺激的效果尚未得到证实，但有些患者可能会觉得它们有用。研究证明针灸具有短期益处，并有助于减少镇痛药的使用量。使用局部麻醉剂、类固醇类药物或干针针刺肌筋膜触发点具有相同的效果。神经根针刺疗法由于其可产生严重的并发症，现已很少用于治疗，大多用于协助诊断。

医生以咨询、讲解、患者教育和安慰等多种形式为患者提供的心理支持是一线治疗措施。应使患者清楚：（a）虽然运动可能会痛，但这并不意味着损伤；（b）即使疼痛没有完全缓解，他们也应恢复工作（或日常的活动）；（c）规律使用镇痛药物；（d）他们可能需要在一段特定的时间内减少工作量。整个治疗过程都强调自我调整。医生应鼓励患者恢复正常的日常活动。

常规镇痛药物和非甾体抗炎药是首选，阿片类药物为二线治疗药物。如果存在肌肉痉挛的症状，使用肌肉松弛药也比较合理，但其使用时间不应超过2周。抗抑郁药可能对慢性颈部和（或）神经根性疼痛的治疗具有辅助作用，特别是对伴有睡眠障碍和恐惧心理、焦虑症或抑郁症的患者很有效。抗惊厥药如加巴喷丁和普瑞巴林也可用于治疗神经根症状。

1991年的一项研究结果显示使用柔软颈托不仅可以缓解76%的疼痛，而且不影响运动范围。颈托可能暂时缓解症状，但对于长期结局没有任何证据表明其有效。因此，通常不建议患者使用柔软颈托，但也不禁止使用，可使用2~3周的时间，在使用过程中需要进行长期颈部锻炼。

颈神经根病的治疗方法有多种。包括心理、药物和物理治疗等，只有当疼痛非常严重，且长期保守治疗无效、病情恶化等情况下，才可进行手术。目前还没有单一有效的治疗方法。所以，需根据患者的病情，多种治疗方式相结合，这样才可能见效。

在患有神经根病的患者中，至少有90%的患者可通过非手术方式恢复。进行性神经功能缺损、病情急性恶化或保守治疗后手臂持续性疼痛的患者可考虑手术治疗。影像学结果显示较大椎间盘突出症并不一定是手术的指征。影像学结果与症状之间没有正相关性。即使是非进行性加重，疼痛较轻微的患者，也存在手术方式缓解症状的可能性。

颈椎病的治疗方案需根据患者的年龄、症状的严重程度、下床活动水平和诊断情况进行选择。椎间盘突出症引起的急性脊髓病通常需要手术减压。对于亚急性患者进行性畸形和60岁以下的患者可考虑手术治疗。畸形轻微的患者一般不会因采取保守治疗而出现病情恶化的情况，但轻微创伤后可能会增加脊髓损伤的风险，即使症状轻微也可考虑手术治疗。考虑到手术存在风险性，患者应在详细咨询脊柱外科医生的建议后再做决定。

（七）预后

颈椎神经根病变预后不良的危险因素包括体力劳动者、恐惧心理、焦虑、抑郁、治疗期望偏低，颈部疼痛和畸形的严重程度、存在背痛合并症及患者的年龄在60岁以上。另一不良预后的危险因素是车祸损伤，20%~70%的患者在6个月后仍然存在症状。如果患者二次受损，出现长期功能受限的可能性会增加9.5倍。

在大多数颈椎病性脊髓病患者中，患病初期会出现病情恶化，其后是持续多年的静态期，此期内轻度症状患者的病情不会出现明显的变化，而中度和重度病例往往会出现病情进行性加重。

拓展阅读

Baron E, Young W. Cervical spondylotic myelopathy: a brief review of its pathophysiology, clinical course, and diagnosis. *Neurosurgery* 2007; 60(Suppl 1): S-35–S-41.

Foreman SM, Croft AC. *Whiplash injuries: the cervical acceleration/deceleration syndrome*, 3rd edn. Lippincott Williams & Wilkins, Baltimore, 2002.

Mazanec D, Reddy A. Medical management of cervical spondylosis.*Neurosurgery* 2007; 60(Suppl 1): S43–S50.

SpitzerWO, Skovron ML, Salmi LR et al.Scientific monograph of the Quebec Task Force on Whiplash Associated Disorders: redefining "whiplash" and its management. *Spine* 1995; 20-8S: 1S–73S.

Sterling M. A proposed new classification system for whiplash associated disorders—implications for assessment and management. *Manual Ther* 2004; 9: 60–70.

Sterling M, Jull G, Kenardy J. Physical and psychological factors maintain long-term predictive capacity post-whiplash injury. *Pain* 2006; 122: 102–108.

Stiell IG, Wells GA, Vandemheen KL et al.The Canadian Cervical Spine Radiography Rule for alert and stable trauma patients. *J Am Med Assoc* 2001; 286: 1841–1848.

第三章　背部疼痛

Ben Cooper、Richard J. Follett 和 Neil Chiverton

概述

1.本章回顾了背部的解剖结构。

2.回顾了引起背部疼痛的机械性和非机械性病因。

3.还介绍了背部疼痛的危险信号，如马尾受压及引起背部疼痛的系统性和心理性因素。

一、引言

背部疼痛是全世界一个重要的公共卫生问题，据报道，人的一生中，下背部疼痛的发生率可高达84%。背部疼痛是一个重要的临床主诉，因此我们需要了解这种疾病如何评估和治疗，并认识到背部疼痛可能是严重的病理过程引起的。

二、背部疼痛的类型

许多学者都对下背部疼痛进行过分类，但一般来说可分为以下几种类型：

- 机械性，如退行性椎间盘疾病。
- 非机械性，如肿瘤。
- 需要转诊的疼痛，如肾结石。
- 系统性或心理性，如纤维肌痛。

目前，引起下背部疼痛最常见的病因是退行性改变，也称为机械性背部疼痛。另外，很重要的一点是，医生需要将其与可能是非机械性病因引起的体征和症状进行鉴别。

三、背部解剖结构

背部是由12块胸椎（T）和5块腰椎（L）组成的，相邻椎体之间由椎间盘隔开。这些椎间盘在缓冲震荡和协调正常背部活动方面具有重要的作用。整个脊柱的稳定性由多条韧带参与，其中最重要的是前纵韧带，附着于椎体的前外侧。棘间韧带、棘上韧带和后纵韧带及黄韧带均有助于脊柱的稳定，特别是在脊柱屈曲动作时。小关节和关节囊也有助于脊柱的稳定。脊柱的肌肉解剖结构如图3.1所示。

医生需要牢记的最重要的解剖学结构是脊髓。脊髓在平 T_{12} / L_1 的水平处向下分出细长的神经终丝，称为马尾。其包含从 L_1~L_5 至骶 S_1~S_4 的神经根。从 L_4~S_4 的神经根加入骶神经丛形成坐骨神经。脊髓这个区域受到压迫、创伤或其他损伤可能会导致马尾神经综合征。

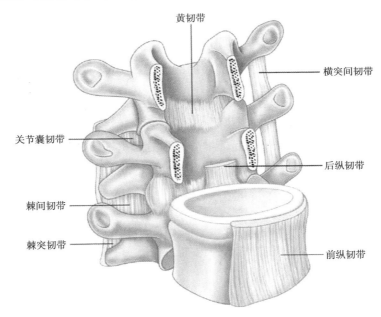

图3.1　部分脊柱的肌肉解剖结构

四、胸背部疼痛

胸背部疼痛是比较常见的症状，但是诊断起来并不容易。最常见的病因是机械性的，但疼痛也可能来自内脏或其他非机械性病因。治疗前，医生应仔细询问病史并做必要的检查以排除非机械性病因。

机械性疼痛通常是椎旁关节的移位引起的，常常表现为突然发病、单侧疼痛与躯干左右旋转运动范围不对称。主要是因为肋骨和椎体之间的关节囊浅窄，很容易引起半脱位。通过手法复位治疗效果显著，疼痛通常可在几天内得到缓解。由于肋骨与胸骨和胸椎分别形成关节，这使得胸椎之间相对固定，进而椎间盘损伤相对较少。

临床医生也应了解到，其他病因也可引起疼痛，如椎间盘炎、恶性肿瘤（支气管、乳腺、肾脏、前列腺和甲状腺）、骨质疏松性骨折、休门氏病、炎性关节炎和脏器疾病（心脏、肺、胰腺和胆囊疾病均可引起胸背部牵涉痛），颈椎疾病也可以引起中部胸椎疼痛。

五、下背部机械性疼痛

一般患者首次出现机械性背部疼痛的年龄在20~40岁。有些患者是在特定的运动之后出现疼痛，而有些患者自述其症状是自发性的。这种背部疼痛常位于腰椎区域，且向臀部、大腿和腹股沟放射是比较常见的。症状通常由屈曲、抬举、扭转和坐姿等引起，早晨常常更严重。活动和锻炼可能有助于缓解症状，但存在下面介绍的危险指征或神经病学疾病的患者除外。

（一）马尾神经综合征

这种罕见但非常重要的病症通常是较严重的低位腰椎间盘内死骨形成、突出或脱出引起的。通常它的临床表现如下：

- 严重的下背部疼痛。
- 坐骨神经痛：有时为双侧，也可能无该症状。
- 鞍区和（或）生殖器感觉障碍。
- 膀胱、肠道和性功能障碍。

最佳治疗措施就是立即做手术。原则是尽早诊断，早期手术，必要时紧急转诊骨科进行急诊手术，并行紧急MRI以考虑是否需要手术减压。

（二）椎间盘突出症

常见的突出类型通常是椎间盘纤维环的撕裂，胶冻样/果冻样的髓核脱出。

椎间盘突出症在L_5 / S_1椎间盘是最常见的，常可压迫腰椎神经引起腿部节段性的疼痛和感觉异常，其严重程度与突出程度有关。椎间盘突出的MRI

检查如图3.2所示。

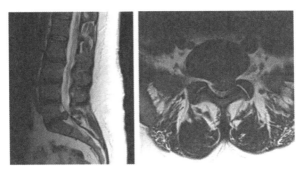

图3.2　椎间盘突出的MRI表现

六、背部疼痛的非机械性病因和需转诊的原因

专栏3.1中列出的可引起背痛的非机械性病因是不太常见的。医生需要通过详细地询问病史和检查信息来区分这些疾病与简单的机械背部疼痛。可转移至脊柱的常见肿瘤列于专栏3.2中。

专栏 3.1　**与背部疼痛相关的严重病理学机制**

· 恶性肿瘤（原发性和继发性）
· 感染，如横贯性脊髓炎/硬膜外脓肿
· 外伤性脊柱骨折
· 需要转诊的疼痛，如腹主动脉瘤、肾结石

引起背部疼痛的其他原因

· 腰椎滑脱
· 椎管狭窄
· 关节病，如强直性脊柱炎
· 代谢性骨病，如骨质疏松症、Paget氏病

专栏 3.2　**转移至脊柱较常见的肿瘤**

· 支气管
· 乳腺
· 肾脏
· 前列腺
· 多发性骨髓瘤

背部疼痛的危险信号

在询问病史和检查过程中，医生需要着重检查这些严重脊柱疾病的一些关键指标，这些指标有时也被称为背部疼痛的危险信号。这些危险信号的具体内容已经列于专栏3.3中，一旦存在这些危险信号，患者的背部疼痛很可能不是单纯的机械性病因引起的，而是一较严重的病因引起的。医生在进行评估后，如果怀疑患者患有严重的脊柱相关病变，那么需行进一步检查。

> **专栏 3.3　可能是严重脊柱病变的危险信号**
>
> ·胸痛
> ·发热和不明原因的体重减轻
> ·膀胱或肠道功能紊乱
> ·肿瘤既往史
> ·健康状况不佳或存其他疾病
> ·进行性神经功能缺损
> ·步态紊乱、鞍区感觉缺失
> ·患者的发病年龄 <20 岁或 >55 岁

七、引起背部疼痛的系统性和心理性因素

通过详细询问病史和行针对性较强的检查通常可找到引起背部疼痛的具体和（或）严重病因，但是，判断非特异性机械性背痛是否是真性的或者否是严重的心理因素引起的功能性疼痛，可能比较棘手。几乎每一位患有背部疼痛的患者对他们的疾病都有他们自己的态度和信念，而这些观念最终可能也会影响疾病的转归。用于评估背部疼痛的生物－心理－社会模型突出强调了患者的态度、行为和信念在机械性背部疼痛中的作用，而这些因素也被认为是疾病迁延不愈和致残状态的风险因素。这些也被称为背部疼痛的"黄色检疫旗"，并总结在专栏3.4中。文献中介绍的体格检查技术虽然也注意到这些因素，但对这些因素会使预后非常差。因此，对于疑似患者均应该按照"器质性"背部疼痛进行治疗。

纤维肌痛

纤维肌痛是一种常见且持续时间很长的（慢性）疾病，导致全身广泛性的肌肉疼痛，包括背部疼痛。女性发病率高于男性，且存在个体差异。因此，有学者认为该病是身体、精神和心理因素相互作用的结果。重要的是，该病症不是炎性的，也不是退行性的，所以，不会对患者的身体带来持久的作用。但是，它可严重影响患者的生活质量，因此与该疾病相关的背部疼痛患者可能需要服用镇痛药或抗抑郁药、物理治疗和职业治疗等多种治疗方式来进行联合治疗。

专栏 3.4　有关背部疼痛的生物－心理－社会因素或"黄色检疫旗"

·态度：是指患者对当前疾病的态度。患者是否会觉得他们在适当的治疗和自我调理下，会恢复正常的活动？

·信念：患者最常有的误导性信念使他们可能会觉得他们的症状是严重的疾病引起的，如癌症。

·补偿：患者是否正在等待意外事故、工伤或道路交通事故的赔偿？

·诊断：或者更重要的是医源性的。沟通不当可能会导致患者误解医生的意思，最常见的例子是"你的椎间盘突出了"或"你的脊椎发生了退行性变"。

·情绪：患有其他情绪问题的患者，如持续的抑郁症和（或）焦虑状态，患有慢性疼痛的风险很高。

·家庭：患者的家庭方面往往有两个问题，一是不相信医生，二是没有足够的资金支持。

·工作：工作环境越差，越有可能发展为慢性腰痛。

八、病史和体格检查

（一）病史

对于背部疼痛的首诊或病情加重的患者，全面详细地询问病史和行周密的检查很重要。采集病史时，需要询问的重要条目列于专栏 3.5 中。询问这些问题可帮助医生做出诊断，以便医生在为患者提供恰当治疗方案的同时帮助患者排除潜在的可引起背部疼痛的严重病因。

专栏3.5　**病史采集的要点**

·患者年龄是否超过50岁？

·是否有发热病史？

·是否有恶性肿瘤病史或不明原因的体重减轻等相关症状？

·患者是否存在膀胱或肠道功能障碍？

·下肢是否存在无力或麻木？

·除了弯曲或提举重物，有无其他创伤史？

·是否存在免疫力低下的证据，例如，艾滋病、糖尿病、长期服用类固醇药物？

·患者的疼痛是否向膝部以下放射？

·是否存在胸背部疼痛？

·是否存在夜间疼痛？

·是否存在持续性疼痛？

（二）体格检查

检查内容应包括对脊柱的视诊、脊柱的活动范围和髋关节的被动运动试验。最后，采用特殊检查和触诊明确检查发现的阳性结果。

1.视诊

嘱患者直立位，医生从患者前、后和两侧进行视诊，查找脊柱或盆腔的异常曲度，皮肤褶皱的不对称性或肌肉萎缩等情况。上述检查完毕后，嘱患者坐位，以排除站立位时腿部长度差异可引起骨盆或脊柱不对称的影响，然后重新评估脊柱和骨盆的对称性。

2.触诊

腰椎触诊可明确初步的腰椎活动检查结果，并进一步确定疼痛发生的具体位置。患者采取坐位或俯卧位，触及以下部位：

· 棘突，该检查可找到骨性压痛点和畸形

· 竖脊肌和横突

患者采取俯卧位，检查：

· 骶骨

· 骶髂关节

· 髂前上棘

- 梨状肌

然后，嘱患者仰卧位，检查：

- 髂前上棘
- 髂前下棘
- 耻骨
- 腹部

3.运动情况

检查腰椎的运动情况，如下：

- 前屈
- 后伸
- 侧屈（左右）
- 旋转（左右）
- 患者仰卧位，检查髋关节被动运动范围（注意：任何髋关节病变引起的不对称性均可能与退行性腰椎病相混淆）
- 正常步态

4.神经系统检查

在所有下背部疼痛的病例中，特别是对于疼痛放射至膝关节以下或主诉存在神经系统症状的患者，均应考虑行下肢全面的神经系统检查。检查内容应包括：

- 肌节（表3.1）
- 皮节（图3.3）
- 巴宾斯基征阳性是上位运动神经元损伤的迹象
- 协调性（Romberg试验，跟骨到足趾的行走动作）

表3.1　神经节

神经节	动作
L_1, L_2	髋关节屈曲
L_3	膝关节伸展
L_4	踝关节背屈
L_5	踇趾伸展
S_1	踝关节跖屈
S_2	膝关节屈曲

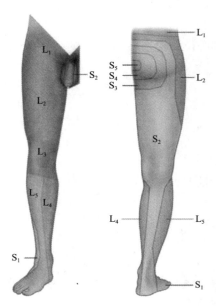

图3.3 皮节

• 任何主诉膀胱或肠道功能障碍或鞍区感觉缺失的患者，均应进行直肠检查以评估肛周的健康状态和肛门反射情况
• 肛周感觉
• 直腿抬高试验（图3.4）

对于患有背部疼痛的患者，直腿抬高试验是一项重要的影像学检查。患者仰卧位，双下肢伸直，检查者一手扶住患者膝部使其膝关节伸直，另一手握住踝部并慢慢将其抬高，直至患者产生下肢或臀部产生疼痛为止。稍微降低下肢与床面的角度，然后突然将足背屈。如果患者出现疼痛，且该疼痛可通过屈膝来缓解，那么这个试验结果即为阳性。

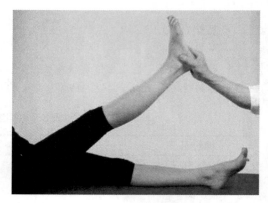

图3.4 直腿抬高试验

5.其他部位检查

医生需要考虑到患者出现背部疼痛可能是腹部疾病引起的，例如，中老年人易发的腹主动脉瘤和肾结石等。另外，医生也应考虑到背部疼痛患者伴有的异常生命体征（发热、低血压），这些临床表现就基本可以断定疾病性质不可能是机械性的。

其他可能有助于确定背痛来源的检查手段：

- 肌力测试可以评估脊柱肌肉的力量、稳定性和疼痛的部位。
- 闭眼单脚站立试验可评估患者是否患有脊椎椎弓峡部裂和（或）骶髂关节功能障碍。
- FABER 试验（髋关节的屈曲、外展和外旋）可评估患者是否患有骶髂关节和髋关节的疾病。
- Trendelenburg 试验可评估患者的臀中肌和臀小肌肌力弱或功能受损。
- 反 Lasegue 征可提示高位椎间盘病变。

九、影像学检查

临床医生常选用的影像学检查是腰椎 X 线平片和 MRI 扫描。没有证据表明 MRI 检查在排查疼痛甚至致残方面比 X 线检查具有更多的临床益处。MRI 检查唯一的优越性在于其可排除马尾综合征和非特异性腰痛，以确定患者是否需行手术治疗。在这些患者中，早期行 MRI 检查可以改善预后并且节省医疗成本。具有危险信号的患者应考虑其他特殊检查，如炎症标志物监测或骨扫描。

十、治疗

临床医生在为患者选择治疗方案时，应考虑到背部疼痛患者的需求和愿望。通常，医生首先需要为患者开具供短期服用的止痛药物来帮助缓解症状。可供参考的止痛药物列于专栏 3.6 中。

专栏 3.6　**机械性背部疼痛的逐级药物干预方案**

1.扑热息痛
2.如果患者的年龄超过45岁，建议服用非甾体抗炎药+质子泵抑制剂
3.弱阿片类
4.从低剂量起服用三环类抗抑郁药，逐渐增加剂量，直到达到治疗效果或直到患者无法耐受不良反应
5.可短期使用强阿片类药物

对于大多数机械性背部疼痛的患者，医生应对其提供进行自我管理的健康教育并鼓励患者尽可能下地活动。而对于某些患者，建议转诊进行物理治疗。物理治疗方案是为患者量身定做的一系列锻炼计划，其中可能包括有氧活动、运动指导、肌肉强化、姿势控制和牵引等。按摩或针灸也已被证明对患有背部疼痛的患者有效。对于少数患者，可能也需要结合生理治疗和物理治疗等各种治疗方式。

机械性背部疼痛的预后是非常好的。无论新发还是复发性机械性背部疼痛，90%的患者会在6周内症状得到完全缓解，还有5%可在12周内恢复。最后剩余的5%可发展为慢性下背部疼痛，并可伴持续性疼痛，但这并不等同于这类患者均致残，只有很小比例的患者由于心理和社会心理因素会对其日常生活和活动带来重大影响。

对于完成了上述治疗方案，但仍然有严重的非特异性下背部疼痛的患者，如果考虑手术，应建议患者去咨询骨科医生。医生需要牢记的是，只有10%的患有颈椎间盘突出症的患者需要手术治疗，大多数患者仅通过保守治疗就能完全康复。

其他治疗方案，包括激光治疗、干扰波治疗、治疗性超声、经皮神经电刺激和腰部支撑等，由于没有证据表明其是有效的治疗方案，因此不宜推荐。同理，也不应推荐椎间盘内电热疗法、经皮椎间盘内射频热凝疗法和射频小关节去神经支配疗法。

拓展阅读

Balague F, Mannion AF, Pellisé F, Cedraschi C. Non-specific low back pain. *Lancet* 2012; 379: 482–491.

Department forWork and Pensions. Medical guidance for DLA and AA decision makers (adult cases): staff guide. http://www.dwp.gov.uk/publications/specialist-guides/medical-conditions/a-z-of-medical-conditions/backpain/mech-back-pain.shtml (accessed 8 December 2015).

Gardner A, Gardner E, Morley T. Cauda equina syndrome; a review of the current clinical and medico-legal position. *Eur Spine J* 2011; 20: 690–697.

McRae R. *Pocket book of orthopaedics and fractures*, 2nd edn. Churchill Livingstone, Edinburgh, 2006.

Sandella BJ. Examination of low back pain. http://emedicine.medscape.com/article/2092651-overview (accessed 8 December 2015).

Samanta J, Kendal Jl, Samanta A. 10 minute consultation: chronic back pain. *BMJ* 2003; 326: 535.

Wardrope J, English B. *Musculo-skeletal problems in emergency medicine*. Oxford University Press, Oxford, 1998, pp. 296–297.

National Collaborating Centre for Primary Care. *Low back pain*: *early management of persistent non-specific low back pain*.Royal College of General Practitioners, London, 2009.

Sheffield Back Pain.Yellow flags in back pain. http://www.sheffieldbackpain.com/professional-resources/learning/in-detail/yellow-flags-in-back-pain (accessed 8 December 2015).

Arthritis Research UK. Fibromyalgia. http://www.arthritisresearchuk.org/arthritis-information/conditions/fibromyalgia.aspx (accessed 8 December 2015).

第四章　肩部：肩峰下病变

Lennard Funk

概述

1.肩关节不仅是一个关节，同时也是一个肌肉、韧带和关节的复合体，主要功能是保证手臂在各空间位置中的活动。

2.肩袖是包绕在肱骨头周围的一组肌腱复合体，对维持肩关节的稳定和肩关节活动方面起着极其重要的作用。

3.肩峰下撞击征既有原发性病因，又有继发性病因而造成肩峰下结构的挤压，也可能是继发的。

4.应找到引起撞击征的病因，进行对症治疗。

5.大多数退行性肩袖撕裂可以以非手术方式进行治疗，但创伤性撕裂通常需要手术修复。

6.超声学检查可用于撕裂伤的检测，而MRI不仅可以提供关于肌肉的其他信息，还可以提供相关病理学的信息。

7.肩峰下急性钙化性病变疼痛剧烈，常需注射或手术进行紧急治疗。

8.超声学检查是检测关节外肱二头肌近端病变的最佳方法。

9.根据患者的年龄和功能需求，肱二头肌肌腱炎可以通过肌腱切开术或肌腱固定术治疗。

10.大多数肱二头肌长头腱断裂虽然局部畸形明显，但功能障碍不是很严重。

肩关节是身体中最灵活的关节，同时可为手臂的活动提供动力。它并不仅仅是一个关节，而是30多块肌肉、5个关节和数条韧带组成的复合体。此"肩关节复合体"既要保证肩关节的稳定性，也要保证肩关节的灵活性，这就导致了它在本质上是不稳定的。同时，维持该关节运动和稳定的肌肉和肌腱比其他任何关节都要多，因此受到损伤和患病的概率也更大。如此复杂的解剖结构势必造成诊断困难，但是对肩部的解剖结构和生物力学的良好了解，结合仔细检查将有助于分析引起疼痛和功能障碍的可能原因。疼痛主要来源于肩峰下（包括肩袖、滑液囊和肩峰，这些内容将在本章介绍）和关节结构（包括关节盂唇、肱二头肌、关节囊和肩锁关节，这些将在第五章介绍）（图4.1）。

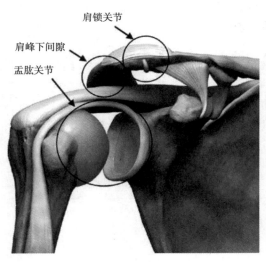

图4.1 肩关节

一、肩袖

肩部的肌肉有两层(图 4.2)。浅层由大块肌肉(三角肌、胸大肌、背阔肌、大圆肌)组成,主要提供盂肱关节的动力和帮助运动。深层是由更小的肌肉群组成的,也称为肩袖(包括冈上肌、冈下肌、小圆肌、肩胛下肌),起于肩胛骨并附着于肱骨大结节和肱骨解剖颈的边缘。这些结构作为一个整体,它们的主要作用是稳定肱骨头并将其固定在关节盂内(如"袖带"),同时使得大块肌肉旋转(如"旋肌")肱骨头并提供上肢行使其功能所需的动力。

任何引起肩袖功能障碍的损伤或疾病都可使这种精细控制系统失衡,从而导致肱骨头失去关节盂的限制并引起伴发疼痛的异常运动模式。

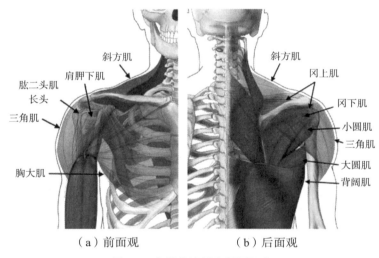

斜方肌
肩胛下肌
肱二头肌
长头
三角肌
胸大肌

斜方肌
冈上肌
冈下肌
小圆肌
三角肌
大圆肌
背阔肌

(a)前面观　　　　(b)后面观

图 4.2　肩部的浅层和深层肌肉

二、肩峰下撞击症

组成肩袖的肌肉一起作用,将肱骨头限制在盂肱关节内。当手臂抬高时,肩袖会压低肱骨头,使其能够在肩峰下方旋转和滑动。所以,肩袖的任何损伤或异常都会打破其稳定性,当肩袖与肩峰的下表面接触,引起肩袖受到"撞击",同时,可导致肩峰下的滑液囊(减轻肩峰下运动摩擦的滑液囊)出现炎症(专栏 4.1)。

专栏 4.1　造成肩峰下撞击的病因

原发性：由肩袖的病变或损伤引起（通常在年龄偏大的人群中出现）（图 4.3a）

- 肩袖拉伤
- 部分或全层撕裂
- 钙化性肌腱炎
- 慢性的过度劳损引起的腱鞘炎

继发性：由稳定性问题引起（通常见于年龄偏小的人群中）（图 4.3b）

- 盂肱关节不稳定
- 盂唇撕裂，特别是肩关节上盂唇前后位（superior labrum from anterior to posterior, SLAP）撕裂
- 肩部肌肉异常

结构性：是由肩峰下空间狭窄引起的

- 肩峰形状：肩峰形状的差异由 Nicholson 等人进行了描述（1996 年）。Ⅰ 型为扁平型，Ⅱ 型为弯曲型，Ⅲ 型为钩型。Ⅱ 型或 Ⅲ 型肩峰形状的患者由于肩胛骨间隙和滑膜囊狭窄而撞击的发生率风险较高
- 肩峰骨刺：随着年龄的增长，肩峰前或侧方可形成骨刺。这进一步减少了肩峰下的空间，同时也增加了撞击的风险
- 肩锁关节关节炎：关节处骨性赘生物可以"撞击"其下面的肩袖

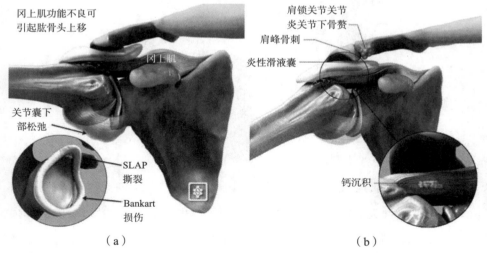

（a）　　　　　　　　　　　　　（b）

图 4.3　（a）肩峰下撞击的原发性病因（高龄人群）；
　　　　（b）肩峰下撞击的继发性病因（年轻人群）

（一）病史和体格检查

原发性肩峰下撞击症常见于30~60岁的人群。当患者手臂抬至与肩同高或高过头顶时，患者就会表现出疼痛。凡涉及这一动作，特别是内旋动作的运动，患者都会出现疼痛。这类运动包括穿衣、驾车、梳头和倒水等。另外，患者患侧卧位时，也可能会出现症状。

患者患肢在肩关节高度以下的范围活动不受限，也不会疼痛，但外展和抬高患肢因疼痛弧（疼痛弧的范围为60°~120°，即开始外展时无疼痛，达60°时开始疼痛，超过120°时疼痛又消失）而活动受限。同时，患肢内旋时，肩部症状一般也会加重（做拇指向下动作时）。下述临床测试如呈阳性，则可有助于诊断。

· Neer征：检查者一手固定肩胛骨，另一手使患者患肢外展至疼痛弧的范围，并嘱患者保持肩关节完全内旋位（图4.4a）。

· Copeland撞击试验：当患者出现Neer征阳性后，然后手臂完全外旋并外展时，不伴有疼痛症状（图4.4b）。

· Hawkin征：患者肩关节置于90°前屈位，肘关节屈曲90°，检查者内旋患侧上臂，重现疼痛症状（图4.4c）。

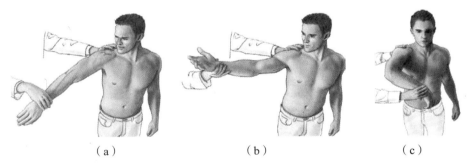

（a）　　　　　　　（b）　　　　　　　（c）

图4.4 （a）Neer征；（b）Copeland撞击试验；（c）Hawkin征

（二）影像学检查

根据临床病史和检查结果，可对肩峰下撞击征做出诊断。虽然该病的诊断并不依赖于任何影像学检查方式，但需要通过影像学检查找到其病因。主要的检查方式包括：

· X线平片：至少应拍摄肩关节前后位片、腋位片和冈上肌出口位片。该检查可排查钙化性肌腱炎、肩锁关节关节炎和肩峰大的骨刺等病变，并可观察到肩峰形状和肱骨头相对于关节窝的位置等。

• 超声检查：可对肩袖损伤进行动态的评估。该检查可对肩袖撕裂和钙化性肌腱炎做出准确诊断，同时也可对肩峰下滑膜囊液和肱二头肌长头腱的情况进行观察。

• MRI 扫描：通常不需要该检查，但其对肩袖病变的敏感性要优于超声检查。而在诊断钙化性肌腱炎方面，其比超声和平片效果要差。

（三）治疗

肩峰下撞击征的治疗方式主要根据病因进行选择。

1. 物理疗法

如果患者的症状是由肩袖损伤（年轻）、退行性腱鞘炎（老年）或因肌肉问题导致的关节不稳定引起的，那么，这类患者的大多数可通过物理治疗和服用抗炎药物治疗改善症状。物理治疗的目的是通过改善肩膀姿势和运动控制来增加肩峰下空间，并通过牵拉锻炼、再教育和功能康复逐渐改善收缩结构的功能，直到恢复正常。

2. NSAIDs 和注射治疗

抗炎药物可用于缓解肩峰下滑膜囊的肿胀和疼痛。如果患者自觉疼痛不严重，那么就可以服用 NSAIDs 进行治疗。然而，如果疼痛非常严重，可将皮质类固醇药物注射到肩峰下滑膜囊内进行治疗。如果注射疗法足够缓解疼痛，那么，患者对物理治疗的依从性就会更大，预后也会更好。还有一些证据表明，注射透明质酸也可以缓解疼痛并促进康复。注射疗法仅具有短期益处，注射后行适当的康复性锻炼是有必要的。超过 70% 的原发性肩峰下撞击征患者可通过保守治疗恢复。

3. 手术

在注射和康复治疗失败的情况下，可能需要手术治疗。当然，是否手术也需要取决于病因。如果患者肩峰空间狭窄是 ACJ 关节炎或钙化性肌腱炎或肩袖撕裂引起的，则需行手术治疗。如果上述病因已被排除，则应考虑肩峰下减压手术。该类手术通常在关节镜下进行，手术过程包括喙肩韧带的分离和磨平肩峰下表面，这类患者的手术成功率超过 80%。

三、肩袖撕裂

（一）病因

对于青壮年和儿童，肩袖肌腱是非常坚韧和强健的，但随着年龄的增长，它们会逐渐退化并失去原有的强度。遗传易感性也可影响肩袖退化的发生率。事实上，随着年龄增长，这种退行性肌腱撕裂并不少见，但患者往往没有任何症状。肩袖肌腱很容易受到损伤，损伤程度可从"磨损"到"撕裂"不等，在这种情况下，可造成创伤性肌肉萎缩甚至出现症状。如果肌腱退化得非常厉害，很小强度的创伤就会造成撕裂。

（二）病史和体格检查

典型的病史是伴有直接肩部疼痛的跌倒史和扭伤史。患者常会出现进行性手臂无力、疼痛和手臂抬举困难等症状。患者经常不得不用健侧肢体辅助患侧肢体完成一些活动，如使用水壶。虽然患侧的外展和抬高动作可能受到患肢无力及疼痛的限制，但临床检查仍可找到类似撞击征的阳性结果。

肩袖薄弱点相关的检查需要对组成肩袖的肌肉逐一进行检查（图4.5）。

（三）影像学检查

和肩峰下撞击征一样，超声检查在动态评估肩袖损伤方面的效果最好，但MRI对评估肩袖撕裂的大小、位置及肩袖肌肉的特点和萎缩情况方面更具有优势。

（四）治疗

对于运动爱好的患者，如果出现创伤性肩袖撕裂，最好应尽快进行外科手术修复，否则，随着时间的推移，撕裂伤的大小和肌肉退行性变的程度会进一步增加。手术通常在关节镜下进行，而且成功率很高。非创伤性、退行性撕裂（磨损）通常不需要修复，并且可以按照类似于肩峰下撞击症的治疗方式进行治疗。如果存在功能性薄弱点，则采用"三角肌修复"方案来加强三角肌，以代偿肩袖肌群的无力，改善肩部运动功能和力量。

如果非手术方式无法改善疼痛症状，则需行手术治疗。手术过程通常包括肩峰下减压，如累及肱二头肌，（通常也需要）行肱二头肌肌腱切开术。对于年龄偏小且爱好运动的患者，由于其具有较高的功能需求，尽管肩袖修复手术与单独减压术相比，在恢复时间、缓解疼痛方面差异较小，但是，它在力量恢复方面效果较好。

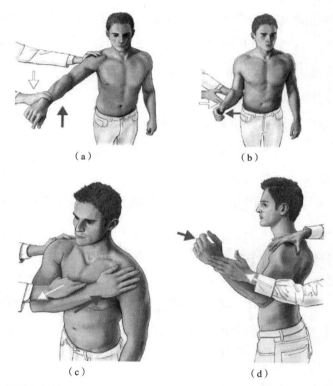

（a）　　　　　　　　　　（b）

（c）　　　　　　　　　　（d）

图4.5　肩袖薄弱点的检测。（a）冈上肌：患者在肩胛骨平面外展40°以内用外展力量进行对抗；（b）冈下肌：患者用外旋力量进行对抗；（c）肩胛下肌：患者用内旋力量进行对抗。也叫"熊抱"试验；（d）小圆肌：外展情况下，用外旋力量进行对抗。空心箭头，代表检查医生的用力方向；实心箭头，代表患者对抗力的方向

四、钙化性肌腱炎

（一）病因

钙化性肌腱炎的病因尚不清楚。多见于30~60岁的中年人。该病理过程

可分为三个时期。

- 钙化期：此期钙质逐渐沉积，患者一般没有症状。
- 静止期：该期主要表现为撞击痛。
- 吸收期：随着钙质晶体渗漏到肩峰下滑膜囊和（或）盂内关节，此期患者可出现剧烈疼痛。

病程为自限性，85%"蓬松"钙沉积和33%致密钙沉积可在发病3年后完全消失。

（二）病史和体格检查

在静止期，临床病史和检查结果可与肩峰下撞击症相同。吸收期的剧烈疼痛也被称为急性钙化事件。这种疼痛是由钙质晶体析出到肩峰下滑膜囊和盂内关节，引起了强烈的化学炎症反应导致的。

（三）影像学检查

钙质沉积物的检查可通过X线平片和超声扫描进行检查，但在MRI扫描中通常是观察不到的。

（四）治疗

与肩峰下撞击症的治疗类似，处于静止期患者的治疗也可采用物理治疗和肩峰下注射的方式。急性钙化时导致的严重疼痛需要进行紧急治疗，治疗方式包括肩峰下皮质激素注射、颈托和肩托或吊带支撑，以及关节镜下冲洗及清除钙化灶治疗。严重的急性症状通常会在2~4周内缓解，但积极的治疗也至关重要，因为疼痛不仅可严重影响睡眠，且可影响基本的日常活动。

如果上述保守治疗失败，则应鼓励患者针对钙质沉积物进行溶解治疗，其方案如下：

- 超声引导下往返吸注给药法：在局部麻醉后，超声引导下，针刺钙化沉积物和（或）抽吸。往返吸注给药法快速、安全且微创，成功率超过70%。
- 体外冲击波治疗：该法目的是聚焦声能以诱导钙化沉积物碎裂，并诱导吸收。一些研究发现，其比手术组的治疗效果要好，但其是否有效还没有确凿的证据。
- 手术：对于因存在钙化沉积物而引起慢性疼痛的患者，如果保守治疗失败，则需考虑手术治疗。大多数外科医生会针对钙化沉积物进行治疗，该沉积物可以在关节镜检查中明确。沉积物可以通过减压和抽吸排出。而外科医生在进行肩峰下减压的积极性方面各不相同。手术减压后，6个月无症状的成功率达92%。

五、肱二头肌长头肌腱损伤

（一）病因

肱二头肌近端是由长头和短头肌腱所组成的。短头肌腱是一个非常短的，直接附着于喙突尖的肌肉纤维。它位于关节外，很少受到损伤。然而，肱二头肌长头肌腱（long head of biceps，LHB）是一条长且"不结实的"肌腱，起于肩胛骨盂上结节并曲折下行，经过盂肱关节与肱二头肌移行。其在肱骨近端狭窄的结节间沟走行，该处很可能出现不稳定的情况，并由肱二头肌滑车包裹，而肱二头肌滑车就位于肩袖和盂肱韧带的汇合处。因此，肩袖的损伤可能会导致肱二头肌不稳定和引起炎症。同时，LHB也容易因用力过猛和血管分布不良等原因而出现病变。此外，它还具有丰富的感觉神经，因此该处受到累及时，疼痛会非常明显。

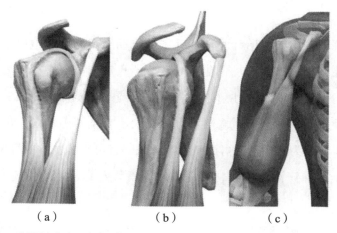

（a）　　　　　　　（b）　　　　　　　（c）

图4.6　肱二头肌腱病变。（a）肱二头肌肌腱炎；（b）肱二头肌不稳定；（c）断裂

LHB的常见疾病如下。

• 肱二头肌肌腱炎：肱二头肌间沟骨赘或肩袖疾病引起LHB出现炎症或退化（图4.6a）。

• 肱二头肌不稳定：由于有助于LHB稳定的肱二头肌滑车和肩袖失能，肩部旋转位时，引起LHB从肱二头肌间沟的内侧半脱位（图4.6b）。

· 断裂：LHB 肌腱的退行性或创伤性断裂（图 4.6c）。

（二）病史和体格检查

肱二头肌疾病通常与肩袖撕裂有关，特别是肩胛下肌腱的撕裂损伤。因此，患者的病史可能类似于肩袖损伤的病史。来自 LHB 的疼痛常局限于肱二头肌间沟，但可沿肱二头肌向下放射。如果肌腱不稳定，那么，在旋转肩部时，患者会感觉到疼痛并听到"咔哒"声。

LHB 断裂通常会导致畸形，这种畸形是肱二头肌肌肉失去牵拉而收缩形成更加突出的肿物状包，因此也被称为"大力水手征"（Popeye 征）。患者通常无症状，只有在少数情况下，对于从事重手工作业的患者来说，可能会出现患肢痉挛和一定程度的无力症状。

有关 LHB 疼痛的最有效的临床试验：

· Speed 试验：肘关节背伸前臂内旋，抬肩时予以一个向下的压力，做对抗肩前屈运动（图 4.7）。

· 直接按压结节间沟出现疼痛。

（三）影像学检查

超声检查是评估 LHB 最有效的影像学检查。其不仅可以很容易地看到肱二头肌肌腱炎引起的肱二头肌鞘内的液体，而且可以动态清楚地观察 LHB 引起的半脱位或脱位。同时，也可以看到相关的肩袖撕裂损伤。

（四）治疗

通过物理疗法改善肩部姿势和肩袖状况，缓解对 LHB 的压迫。超声引导下 LHB 鞘内注射药物可以减轻患处的炎症。药物可以选择皮质类固醇，但可能会导致肌腱蛋白的损伤甚至造成肌

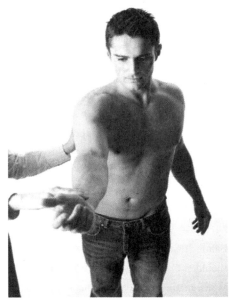

图 4.7 Speed 试验

无力。而注射透明质酸导致上述并发症的概率要小，但效果不如皮质类固醇激素好。

　　LHB 损伤的手术治疗方式包括肱二头肌肌腱切开术和肌腱固定术。肌腱切开术是将 LHB 在关节盂附近分开的一种术式，是一种简单而快速的疼痛缓解方法。但该术式存在引起 Popeye 征的风险。肌腱固定术是将 LHB 重新固定到肱骨近端或相邻的肌腱上。虽然肌腱固定术降低了引起 Popeye 征的风险，但对于一小部分患者，可能会导致行肌腱固定术的位点疼痛，并可能会导致恢复期延长。肌腱固定术通常适用于年轻、体型偏瘦和爱好运动的患者，而肱二头肌肌腱切开术适用于年龄较大、活动较少的患者。

拓展阅读

Auplish S, Funk L. Rotator cuff tears in athletes. *Br J Hosp Med* 2009;70(5): 234–238.

Beaudreuila J, Dhénainb M, Coudanec H, Mlika-Cabanneb N. Clinical practice guidelines for the surgical management of rotator cuff tears in adults. *Orthop Traumatol Surg Res* 2010; 96: 175–179.

Brox JI, Staf PH, Ljunggren AE, Brevik JI. Arthroscopic surgery comparedwith supervised exercises in patients with rotator cuff disease(stage I impingement syndrome). *BMJ* 1993; 307: 899–902.

Ejnisman B, Monteiro GC, Andreoli CV.Disorder of the long head of the biceps tendon. *Br J Sports Med* 2010; 44: 347–354.

Ellman H, Kay SP.Arthroscopic subacromial decompression for chronic impingement.Two to five-year results. *J Bone Joint Surg Br* 1991; 73: 395–398.

Funk L. shoulderdoc.co.uk (updated 22 April 2014).

Goutallier D, Postel JM, Bernageau J et al. Fatty muscle degeneration in cuff ruptures. Pre- and postoperative evaluation by CT scan. *Clin Orthop Relat Res* 1994; 304: 78–83.

Holmgren T, Björnsson Hallgren H, Öberg B et al. Effect of specific exercise strategy on need for surgery in patients with subacromial impingement syndrome: randomised controlled study. *BMJ* 2012; 344: e787.

LamF, BhatiaD, van Rooyen K, de Beer JF. Modernmanagement of calcifying tendinitis of the shoulder. *Curr Orthop* 2006; 20: 446–452.

Moravek JE, Budge MD, Wiater JM. Current concepts in subacromial impingement and the role of acromioplasty. *Shoulder Elbow* 2012; 4: 244–254.

Nicholson GP, Goodman DA, FlatowEL, Bigliani LU. The acromion:morphologic condition and age-related changes. A study of 420 scapulas. *J Shoulder Elbow Surg* 1996; 5(1): 1–11.

Serafini G, Sconfienza LM, Lacelli F et al. Rotator cuff calcific tendonitis: short-term and 10-year outcomes after two-needle US-guided percutaneous treatment—nonrandomized controlled trial. *Radiology* 2009; 252(1): 157–164.

Simank HG, Dauer G, Schneider S, Loew M. Incidence of rotator cuff tears in shoulder dislocations and results of therapy in older patients. *Arch Orthop Trauma Surg* 2006; 126(4): 235–240.

第五章 肩部：关节结构

Lennard Funk

概述

1. 盂唇损伤在运动爱好者肩关节损伤中是比较常见的。

2. 首选的影像学检查是MRI，但其准确率达不到100%。

3. 关节镜是最好的诊断工具，同时也可在镜下直接进行修复治疗。

4. 维持肩部稳定有60%是肌肉的作用。

5. 肩关节创伤性不稳定通常需要手术治疗，但运动控制不稳定需要专科医生进行康复训练。

6. X线片显示盂肱关节正常是排除骨关节炎和确诊冻结肩诊断的必要条件。

7. 精确的神经传导检查可区分孤立性神经麻痹和神经性肌萎缩。

8. 手术对于孤立性神经麻痹患者有益，但其不适用于神经性肌萎缩的患者。

一、引言

在上一章中，我们把肩峰下的特殊结构认为是引起疼痛和功能障碍的潜在来源。而这一章，我们将重点放在肩关节的结构方面（包括关节盂唇、肱二头肌和关节囊），不仅对肩关节功能有重大影响，而且其损伤可能会导致关节不稳定和撞击症。

二、盂唇损伤

（一）病因

关节盂唇是关节盂边缘上起加深关节盂作用的厚的纤维软骨盘（图5.1），主要作用是维持盂肱关节的稳定性。年轻人的运动损伤常可伤及关节盂唇，特别是一些肩部脱位的患者，而损伤的机制也就决定了损伤的累及范围。由于前上盂唇附着部位的韧带比较松弛，这反而使此处的损伤概率小于盂唇其他附着的区域。

（二）病史和检查

盂唇损伤常常与运动相关。剧烈的接触性运动引起的肩关节外伤性半脱位或完全脱位常可导致严重的外伤性撕裂。反复过顶抬举运动常可引起盂唇的慢性撕裂伤，通常位于肩胛盂缘上唇，因此也称为前后方向上盂唇（superior labrum anterior and posterior，SLAP）损伤（图5.2）。盂唇撕裂的症状通常包括：

- 运动时出现疼痛，如投掷动作、过顶的球拍运动和健身房中的对抗锻炼等；通常患者在抛出球时也就是球和球拍接触推动球向前这段时间会自觉疼痛。

- 活动过程中出现弹响。
- 肩关节活动到最大范围边缘，如完全外展和外旋时，出现不稳定感。
- 肩关节活动受限。
- 肩关节活动到最大范围边缘，如完全外展和外旋时，出现死臂症状、麻木或刺痛等。

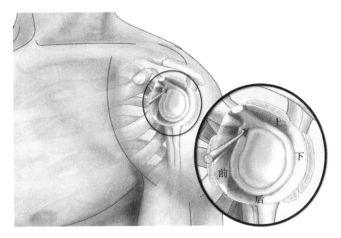

图5.1　关节盂唇，分别示盂唇的上、前、后、下区，拉钩处表示前上盂唇的松弛区

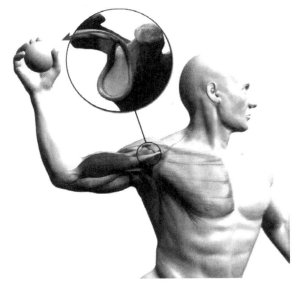

图5.2　过顶位置的体育运动引发的SLAP撕裂伤，关节盂上部盂唇及韧带出现扭曲

临床检查敏感性不高，也不具有特异性，因此这里仅概述一些有用的检查。

• 可检测SLAP撕裂伤的O'Brien试验：当手臂完全内收和内旋时，患肢直臂前屈90°，拇指向下内收至胸前同时抗阻向上，可出现关节前方疼痛。在完全外旋的情况，做同样的检查疼痛减弱消失为阳性（图5.3a）。

• Kibler前方滑动/曲柄试验：检查者一手做肱骨的旋转运动，另一手向肱骨轴向施力（类似于膝部的McMurray试验）。这时要求患者抵抗该力，如果此时患者肩关节的前部产生疼痛和弹响，则认为该试验阳性（图5.3b）。

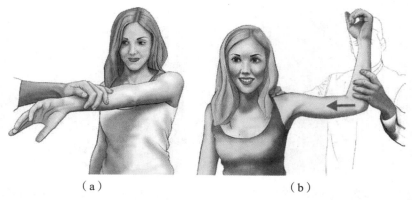

（a）　　　　　　　　　　　　（b）

图5.3　（a）可检测SLAP撕裂伤的O'Brien试验；（b）可检测盂唇撕裂伤的Kibler前方滑动试验。箭头代表检查医生的用力方向

（三）影像学检查

最准确的检查方法是肩关节镜检查，探头不仅可以看到损伤部位，而且可以感知损伤程度。但缺点是有创性的。因此，也可根据需要选择侵入性较小的检查手段，包括MRI扫描或MR关节造影等。

（四）治疗

如果患者在体育运动方面受到严重的影响，那么，这种盂唇撕裂大多数需要手术进行修复。物理治疗通常也有效果，可以使得一些患者形成足够强大的保护性肌肉力量并通过这种力量形成的稳定性来恢复运动功能。另外，运动赛季期间也会影响治疗的方案，如果一名运动员在赛季期间出现小的盂唇撕裂，那么，他可能会继续参加比赛，一直等到赛季结束才进行手术修复。

三、肩关节不稳定

肩关节脱位和不稳定是常见的，因为盂肱关节的稳定性主要由软组织来维持。肩关节的稳定性由动力性（肌肉）稳定结构和静力性稳定结构共同来维持的。

动力性稳定结构：

- 肩袖肌肉：容纳肱骨头并使之位于关节盂内。
- 较大的运动肌肉（产生力和力矩）：三角肌、胸大肌、背阔肌和大圆肌。
- 肩胛肌（为肩部运动提供坚实的支撑）：菱形肌、斜方肌、前锯肌和背阔肌。

静力性稳定结构：

- 关节盂唇：其可产生吸盘效应将肱骨头限定于关节盂内。
- 盂肱韧带：盂肱关节囊以非常复杂的方式折叠形成增厚的褶皱，在关节正常活动时进行相应地收缩和舒张以容纳肱骨头；该关节囊处还具有可激活动力性稳定结构的本体感觉神经末梢。
- 骨性结构和关节：肱骨头和关节盂的形状和方向也可影响其稳定性，例如，后倾的关节盂可能会导致关节后部不稳定。

60%的肩关节不稳定是肌肉问题导致的，其余的40%是静力性稳定结构异常引起的，这就强调了肌肉康复在治疗肩关节不稳定中的重要性。

（一）病因

肩部不稳定主要有三种类型，根据不同的类型选择不同的治疗方案。

1.创伤性不稳定

明显外力引起的脱位或半脱位往往是"创伤性"的，患者通常是参加了接触性运动或肩部受到了严重的外伤。初次脱位通常需要手法复位。基于引起这种损伤相关的力的作用方式，导致静力性稳定结构的明显损伤是比较常见的。这包括：

- 盂唇撕裂。
- 关节囊牵拉伤甚至有时出现撕裂（盂肱韧带的肱骨撕脱伤）。
- 骨质损伤，如：
  肱骨头 Hill-sachs 撞击损伤；
  关节盂骨性骨折（如骨性 Bankart 损伤）。

- 骨软骨损伤。
- 肩袖撕裂。

2.非创伤性不稳定

这类患者肩部在较小受力下也可出现脱位，例如，手臂触及物体或在床上翻身。通常它可自行"弹回"或稍微辅助一下就会复位。正常情况下，这种脱位不需要手法复位。而半脱位可能会更频繁出现并与某些姿势相关，例如，过顶动作。这种类型的不稳定常伴有关节的极度松弛，例如，体操运动员过度的运动。常见的病理改变包括小的盂唇撕裂和擦伤，以及伴发本体感觉丧失的关节囊过度牵拉损伤。另外，进行性肩关节的不稳定常常会继发性肌肉不稳定。

3.运动肌支配的不稳定

有些患者可能在没有任何创伤史的情况下也会出现肩关节脱位。有些人可能会把肩关节脱位作为聚会上博得人眼球的伎俩；还有些人可能会时不时出现肩关节的"脱出"。通常无痛，且易复位。而且往往左右两个肩关节都具有类似的情况。这种脱位的原因通常是"肌肉结构异常"导致的。肩关节周围强壮的肌肉变得不同步，使得它们在特定方向上主动运动时将肱骨头拉出关节。

（二）病史

肩关节不稳定在年轻人中更常见，患者通常处于十几岁至四十岁这一年龄段，而在年龄更大的人群中不太常见。但是，一旦在老年患者中出现，其肩关节脱位往往是肩袖撕裂引起的。

肩关节不稳定的类型可以通过病史进行判别，特别要注意患者是否存在脱位或半脱位的既往史。另外，有时患者可能不会主诉脱位或半脱位这一体征，但是可能会主诉手臂常在上举或外展到某一角度时出现"失灵"或"麻木"，出现肩关节失稳感及弹响感，或参加某些活动存在畏惧和焦虑心理等。

（三）体格检查

临床检查应包括盂唇检查（参见前面盂唇损伤部分），肩关节不稳定和韧带松弛度及整体韧带松弛度的评估。

不稳定试验

• Jobe复位试验检查前向恐惧：患者采取坐位或仰卧位，检查者使肩关节逐渐外展和外旋。患者会在外展和外旋至最大幅度前出现恐惧表情（前向恐惧）。患者出现恐惧后，检查者于肱骨头轻轻对肩关节施加向后的应力。此时，恐惧感减轻或消失（即Jobe复位试验阳性）（图5.4a）。

• 后向恐惧试验：检查者使患者肩关节处于最大内旋和屈曲位，然后施加一个向后的力（图5.4b）。

• 改良的O'Brien试验检查后部不稳定：检查者使患者肩关节处于最大内旋和屈曲位。要求患者前臂抵抗向下的阻力。这个位置力量较弱（不是疼痛）表示肩关节后部不稳定（图5.4c）。

• Sulcus恐惧试验：患者坐着或站立时，检查者将置于体侧内收的上臂轻柔的向足侧牵拉，并测量肩峰和肱骨头之间的移动距离。患者出现恐惧是肩关节下部不稳定的阳性体征（图5.4d）。

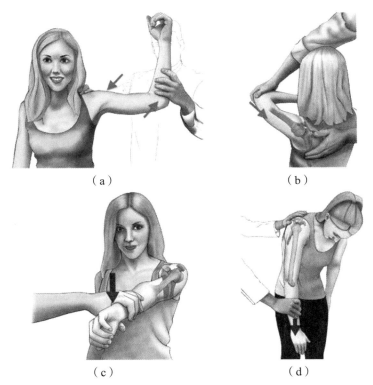

（a）　　　　　　　　　　　　　　（b）

（c）　　　　　　　　　　　　　　（d）

图5.4　恐惧试验。（a）前向恐惧试验；（b）后向恐惧试验；（c）改良的O'Brien试验；
（d）前下Sulcus试验。箭头表示检查者力的方向

（四）影像学检查

该疾病的检查与盂唇损伤相同（参见盂唇损伤部分）。如果是老年患者，由于患者肩袖撕裂更常见，所以，可能需要行超声扫描。

（五）治疗

急性创伤性肩关节脱位须尽快复位。医师需要在手臂复位前后评估手臂的神经血管状态，特别是腋神经。

肩部不稳定的治疗主要取决于不稳定的类型，如下所述。

• 外伤性不稳定：由于在年轻且爱好运动的人群中，通过非手术治疗后的复发率非常高，所以，需要通过外科手术修复主要的结构性病变。对于非爱好运动的患者，非手术治疗可能是最佳选择，但也需根据结构性病变的严重程度（如大的骨性损伤要比小的盂唇病变出现复发性不稳定的风险高的多）。因此，应根据患者的功能需求、年龄及在MRI或CT等影像学检查结果判断损伤的严重程度选择治疗方案。

• 非创伤性不稳定：对于这类患者，大多数可随着本体感受器、肩胛骨稳定性和强化的康复训练而恢复。因为不正确的肩部康复训练可能会加剧肩部的不稳定，因此，康复训练最好由经验丰富的物理治疗师进行。如果进行康复训练后，肩关节松弛且本体感觉没有改善，那么，行关节囊折叠术往往有利于肩部稳定并可辅助康复过程。

• 运动肌支配的不稳定：虽然这种情况比较罕见，但是有必要将这类患者明确的从非创伤、关节松弛的患者中鉴别出来（尽管这是很困难的）。手术通常是无效的，首选是在肩部专科行康复治疗，最好是在多学科的肩部康复诊室进行康复训练。

四、冻结肩

（一）病因

冻结肩，也被称为粘连性肩关节囊炎，是一种以肩关节主动和被动运动受限和疼痛为特征的疾病。尽管大多数患有冻结肩的患者没有潜在的致病原因（即原发性冻结肩），但是糖尿病、掌腱膜挛缩症、心脏病和脑卒中患者的发病率较高。肩关节创伤、手术或骨折后肩关节长时间不活动都可能会导致继发性冻结肩（专栏5.1）。

专栏5.1 **冻结肩的类型**

原发性冻结肩：相关疾病
糖尿病
掌腱膜挛缩症（杜布伊特伦挛缩）
肺部疾病
甲状腺疾病
乳腺癌
继发性
创伤后
术后
固定后

（二）病史和体格检查

原发性冻结肩的发作通常是自发的，尽管有一些患者可能会将症状的发作与轻微的损伤联系起来。突然起病并伴有剧痛，特别是夜间或肩部活动而疼痛加重为本病的一大常见特点。患者将表现出各方向活动均受限，以外旋的被动受限最为明显，以上是该疾病的特异性症状和体征。而脓毒性关节炎、急性钙化性肌腱炎和神经性肌萎缩需要与该疾病早期进行鉴别诊断。冻结肩是一种排除性诊断，除了临床诊断的体征和症状外，还可行常规X线片检查。

自然病程

冻结肩其病程可分为三个典型阶段——疼痛期、僵硬期和缓解期阶段。该疾病可在几个月内相当快地经历以上阶段，但对于病情严重的患者，其症状可以持续2~3年。早期诊断和适当干预是患者见效最快且彻底恢复的关键。

• 疼痛期：突发性严重、持续疼痛的特征。患者疼痛症状可能非常严重，不得不进行急诊治疗。通常在休息时表现为钝痛，持续的搏动性疼痛，而在不经意的运动中表现为严重疼痛。该阶段末期，肩痛逐渐减轻或消失，但肩关节的僵硬程度开始逐渐加重，活动范围也明显缩小。

• 僵硬期：在该阶段，肩部主要表现为肩部僵硬而疼痛消失。外旋不能是该阶段的典型体征且几乎所有患者都会出现。有时患者在不经意间或突然活动时也会感到疼痛。

• 缓解期：该阶段，患者肩关节的活动范围逐渐改善，疼痛消失。通常，由于肩袖肌肉无力，肩峰下撞击症状会持续存在。

（三）影像学检查

常规行肩关节X线片检查对于诊断冻结肩至关重要。该检查可以排除其他肩部疾病，例如，盂肱关节关节炎和钙化性肌腱炎等。同时，超声扫描也有助于排除这些疾病，并可更清晰地观察到肩袖结构。

（四）治疗

该疾病的治疗与症状的严重程度和持续时间有关。一线治疗包括口服镇痛药物、物理治疗和盂肱关节内皮质类固醇注射等。早期阶段的治疗重点是控制炎症过程和关节疼痛，尽量维持肩关节的活动能力，从而减少随之而来的失能和残疾的发生。

对于初步治疗失败的少数患者，如果仍有明显的症状，可能需要进一步的干预。治疗方案的选择通常会根据疾病的严重程度、患者期望和外科医生的偏好等。治疗方案如下。

• 关节扩张术（肩关节液压扩张疗法）：该术式主要是在放射影像学引导下将较大量生理盐水和长效皮质类固醇注射到关节腔的一种疗法。该术式由于具有可以在门诊执行、手术风险低和成功率高等优势，使得这类患者的依从性较好。

• 麻醉手术：该法是患者在全身麻醉下通过外科手术清除肩关节内的瘢痕及粘连组织的一种疗法。该手术通常也会连同进行皮质类固醇注射。虽然手术风险很低，但在骨质疏松症患者和术后骨折病例中需要慎重。

• 关节镜下关节囊松解术：该术式是在关节镜直视下进行盂肱挛缩关节囊的分离的一种疗法，由于医源性损伤风险低，疼痛缓解和功能恢复效果较好，在现代肩部临床治疗中深受医生和患者的欢迎。该法成功率超过95%，但术后恢复时间较长，可能需要3~6个月。

五、神经痛性肌萎缩

（一）病因

神经痛性肌萎缩是一种累及肩部和上臂的罕见病症。确切的原因尚不明确。一般认为，可能与病毒感染、自身免疫反应等有关。众所周知，该疾病有许多别名，如Parsonage-Turner综合征（肩胛带综合征）和麻痹性臂丛神经炎等。

（二）病史和体格检查

该病主要见于年轻且爱好运动的男性。典型的临床表现为突然疼痛，随后出现肩胛或上肢肌肉明显的无力、麻木和肌萎缩。疼痛从肩胛带突然起病，持续时间为数小时至2周不等。疼痛程度不同，患者感觉也是不一样的，有一些患者甚至没有感觉到明显的疼痛发作。

常伴随肩胛带肌群和手臂肌无力。当累及部位出现无力时，疼痛往往也会随之停止。通常不伴有与患肢无力相关的感觉丧失。

由于肌肉不平衡而常引起继发性肩部的撞击症。患者也可能会出现肩部的疲劳，特别是在患肢外展或上举活动时，情况尤甚。在急性期，该疾病可能与冻结肩、钙化性肌腱炎或关节炎症状类似。在慢性、无力期中，患者的症状常常与肩袖撕裂或神经根压迫的症状类似。

（三）影像学检查

神经传导研究（肌电图）和成像研究有助于明确诊断和评估神经退化和恢复的程度。同时，由经验丰富的神经生理学家对所有肩胛部肌肉检查也至关重要。

（四）治疗

目前还没有找到针对神经痛性肌萎缩有效的治疗方法。在疾病早期阶段，治疗可能主要以缓解疼痛为主。通常服用常见的止痛药是有效的。

随着疼痛消退，医师需要建议患者进行物理治疗。肩部和肘部的被动运动练习有利于上肢恢复正常的运动功能。只有当累及的肌肉已经恢复部分功能时才可进行主动康复训练。此外，需要注意的是，不仅仅临床表现为无力的肌肉需要康复训练，所有上身肌肉均应进行训练。同时，待患者患肢力量恢复达到平台期再建议患者进行体育运动。

该病总体预后良好，患肢力量和感觉通常可自行恢复，部分患者在症状发作后的1个月内开始恢复，约75%的患者可在2年内开始恢复。但是，完全恢复的时间差别是非常大的，范围从6个月到5年不等。这种力量恢复的延迟似乎取决于疼痛或无力或两者的严重程度和持续时间。

六、肩胛上神经麻痹

（一）病因

肩胛上神经主要支配肩胛上肌及肩胛下肌，这两块肌肉也是构成肩袖的重要组织，起到帮助肩关节上举的作用。因此，肩胛上神经是肩部发挥功能的重要神经。同时，它还支配肩关节深部70%的感觉。

该神经起自臂丛，经肩胛骨横韧带下的肩胛上切迹进入冈上窝，继而绕行肩胛冈外缘转入冈下窝，分布于冈上肌和冈下肌（图5.5）。在肩胛上切迹和冈盂切迹处，该神经最容易受到相邻结构的牵引和压迫损伤。

肩胛上神经损伤的常见病因包括：

- 肩胛上切口横韧带的卡压。
- 与盂唇撕裂并发的腱鞘囊肿。
- 牵拉损伤。
- 作为手术并发症的医源性疼痛。
- 神经炎：神经肌营养不良的部分或独立病因。

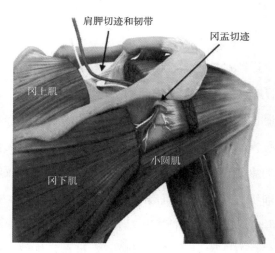

图5.5　肩胛上神经在肩部的走行

（二）病史和体格检查

肌肉的萎缩和无力症状在发病时可以是急剧且快速的。如果该神经在肩胛上切迹受到损伤，则冈上肌和冈下肌均会都受到累及，但是如果在冈盂切迹处受到损伤，则只累及冈下肌。

（三）影像学检查

MRI扫描既可以观察到肌肉萎缩，也可以显示并发的腱鞘囊肿和神经源性水肿。神经传导研究和EMG研究主要是用于该疾病的诊断，同时还可以进一步明确损伤的部位。

（四）治疗

通常，治疗采用针对性的活动恢复和肩胛骨控制方案进行物理治疗。但医师应根据患者的活动情况，建议患者避免不适的活动以防止过度牵拉而延缓神经恢复时间。而卡压或压迫因素引起的患者，可能需要手术。术式为神经外科减压术，既可在内窥镜下进行也可为开放性手术。

拓展阅读

Burkhart SS, Morgan CD. Thepeel-back mechanism: its role in producing and extending posterior type Ⅱ SLAP lesions and its effect on SLAP repair rehabilitation. *Arthroscopy* 1998; 14(6): 637–640.

Chambler AFW, Carr AJ. The role of surgery in frozen shoulder. *J Bone Joint Surg Br* 2003; 85-B: 789–795.

Cummins CA, Messer TM, Nuber GW. Suprascapular nerve entrapment. *J Bone Joint Surg Br* 2000; 82-A(3): 415–424.

Fraser-Moodie JA, ShorttNL, Robinson CM. Injuries to the acromioclavicular joint. *J Bone Joint Surg Br* 2008; 90-B: 697–707.

Funk L, Snow M. SLAP tears of the glenoid labrum in contact athletes. *Clin J Sport Med* 2007; 17(1): 1–4.

Lafosse L, Tomasi A, Corbett S et al. Arthroscopic release of suprascapular nerve entrapment at the suprascapular notch: technique and preliminary results. *Arthroscopy* 2007; 23(1): 34–42.

Lewis A, Kitamura T, Bayley JIL. The classification of shoulder instability: new light through old windows. *Curr Orthop* 2004; 18: 97–108.

Malone AA, Funk L, Mohammed K, Ball C. Shoulder instability in the collision athlete - the collision shoulder. *Bone Joint Surg Br Proc* 2009; 91-B:259.

Mazzocca AD, Arciero RA, Bicos J. Evaluation and treatment of acromioclavicular joint injuries. *Am J Sports Med* 2007; 35: 316.

Miller MD, Wirth MA, Rockwood CA.Thawing the frozen shoulder: the 'patient' patient. *Orthopedics* 1996; 19: 849–853.

Ng CY, Smith E, Funk L. Reliability of the traditional classification systems for acromioclavicular joint injuries by radiography. *Shoulder Elbow J* 2012; 4(4): 266–269.

Robinson CM, Jenkins PJ, White TO et al. Primary arthroscopic stabilization for a firsttime anterior dislocation of the shoulder. A randomized, double-blind trial. *J Bone Joint Surg Am* 2008; 90: 708–721.

Safran MR. Nerve injury about the shoulder in athletes. *Am J Sports Med* 2004; 32: 1063–1074.

Sathasivam S, Lecky B, Manohar R, Selvan A. Neuralgic amyotrophy. *J Bone Joint Surg Br* 2008; 90-B: 550–553.

Shaffer B, Tibone JE, Kerlan RK. Frozen shoulder. *J Bone Joint Surg Am* 1992; 74: 738–746.

Smith C, Funk L. The glenoid labrum. *Shoulder Elbow J* 2010; 2(2): 87–93.

van Alfen N, van Engelen BGM. The clinical spectrum of neuralgic amyotrophy in 246 cases. *Brain* 2006; 129: 438–450.

Wang VW, Flatow E. Pathomechanics of acquired shoulder instability: a basic science perspective. *J Shoulder Elbow Surg* 2005; 14: 2S–11S.

Watson L, Bialocerkowski A, Dalziel R et al. Hydrodilatation (distension arthrography): a long-term clinical outcome series. *Br J Sports Med* 2007; 41: 167–173.

第六章　肘关节软组织损伤

David Stanley 和 Santosh Venkatachalam

概述

1.本章主要介绍了肘关节周围的常见软组织疾病。

2.识别包括患者人口统计学在内的常见危险因素。

3.阐述与疾病诊断相关的临床体征。

4.介绍在临床体格检查后需要进行的影像学检查。

5.讨论这些疾病的常见治疗方式。

一、肱骨外上髁炎（网球肘）

（一）引言

肱骨外上髁炎通常指由于退行性改变，在肘部肱骨外上髁伸肌总腱处（桡侧腕短伸肌、指伸肌、小指伸肌和尺侧腕伸肌）发生的损伤性病变。一般认为是前臂伸肌重复用力引起的慢性撕裂伤造成的。

（二）流行病学特征

多见于35~55岁的人群。大多数患者的症状持续时间为6~24个月，但有些患者的症状可长期持续存在，有资料显示，肘部外侧长期疼痛的患者可高达20%。累及优势臂的患者占75%。

网球肘可见于从事各种职业的人群和各种体育运动爱好者，但是管道安装、绘画、装饰、园艺、录入员、砖瓦工等工作从业者和球拍类运动爱好者因长期反复肘部用力更易患此病。

（三）临床特点

本病多数起病隐匿，患者肘部外侧疼痛在不觉间发作。在临床上，通常依据肱骨外上髁区域出现压痛，或者在抵抗伸腕动作时产生疼痛即可做出诊断（图6.1）。抵抗中指指伸动作也可以产生类似症状。在既往行类固醇注射的患者中，可以在肱骨外上髁区域观察到皮肤

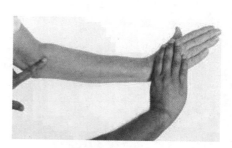

图6.1　肱骨外上髁炎（网球肘）的诱发实验

色素沉着和皮下脂肪坏死。

（四）鉴别诊断

需要与之鉴别的疾病包括肘关节外侧不稳定（通常是创伤引起的）、肱桡关节炎（检查者将患者肘部弯曲到90°，并触诊桡骨头，患者在对抗旋前和旋后的力时，疼痛加重）、桡管综合征（疼痛局限于外上髁区域），以及颈椎和肩部引起的牵涉痛等。

（五）治疗

治疗的主要方案是对患者进行健康教育，告知患者该疾病具有自限性的特点。对于大多数患者，其症状可在约1年内缓解。同时，尽量避免前臂反复扭转运动或需要使用肘部、腕部力量的动作，对疾病的恢复也是有益的。

目前，尚没有关于网球肘循证医学方面的治疗方案。现采用的治疗方案包括口服/局部镇痛剂，使用肘关节夹板，局部热疗/冷敷，休息和以离心性锻炼为主的物理治疗。如果上述这些措施均无效，接下来可以考虑将类固醇注射到外上髁区域进行局部封闭治疗。但是，从长远来看，该疗法并没有显示出极大的益处，相反，由于其带来的较高的复发率/肌腱损伤率，甚至可能是有害的。最近，大量随机对照试验表明，血小板富集血浆（platelet rich plasma，PRP）的局部注射在该疾病的治疗中有效。

一般来说，对于保守治疗无效的网球肘患者，通常在万不得已的情况下才会考虑手术治疗。

二、肱骨内上髁炎（高尔夫球肘）

（一）引言

该疾病与肱骨外上髁炎类似。一般认为，其继发于肘部、腕部的反复过度使用，这种微创伤又进一步导致了常见屈肌的退行性变化。

（二）流行病学

常见于40~50岁的人。男性和女性发病率无明显差异，约75%的病例累及优势臂。从事如木工职业及经常参加如标枪、举重和高尔夫球等体育活动，因重复过度使用肘部和腕部，均易患此病。

（三）临床特点

典型的临床表现是肱骨内上髁区域悄然出现疼痛，前臂旋前和腕部屈曲动作时症状加重。临床检查发现肱骨内上髁区域存在压痛即可做出该诊断。抵抗腕部屈曲动作也可以产生类似症状（图6.2）。另外，由于尺神经紧邻受损肌肉，所以，也可伴发病理性神经拉伤。因此，肱骨内上髁炎的患者也可能具有尺神经损伤的症状，通常表现为环小指感觉消失，但也可能会伴手内肌的萎缩。

（四）鉴别诊断

需要与之鉴别的疾病包括创伤后肘部内侧不稳定（诊断为该疾病的患者需同时有创伤史和肘部的不稳定特征）、肘管综合征（尺神经感觉和运动异常）和肘关节炎（肘部活动范围受限，同时由于可能存在游离体而出现肘关节锁定）。

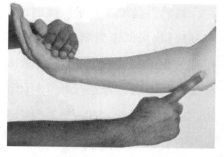

图6.2　肱骨内上髁炎（高尔夫球肘）的诱发实验

（五）治疗

肱骨内上髁炎治疗的基本原则是对患者进行健康教育，告知患者该疾病通常是自限性的。同时，也应告知患者疾病可能需要数月才能完全恢复。因此，应尝试保守治疗如休息、镇痛和进行性物理康复治疗。另外，应特别注意投掷类运动员的投掷技术和设施设计，使运动更符合人体工程学特征。对任何保守治疗无效的高尔夫球肘可采用外科手术进行治疗。

（六）经验与教训

需要注意的是，如果患者肘部疼痛突然发作，那么，可能存在常见伸肌/屈肌的外伤性撕脱。这些患者的症状通常与肱骨外上髁和内上髁炎相似。一般来说，如果患者可以明确说出受伤的时间和日期，那么，需要考虑外伤性病因。

创伤性的外上髁和内上髁炎对非手术治疗无效，通常需要外科手术干预。

三、尺骨鹰嘴滑囊炎（矿工肘、学生肘）

（一）引言

尺骨鹰嘴滑囊炎是鹰嘴尖部与皮肤间皮下囊的炎症引起的。

（二）流行病学

该疾病在30~60岁的人群中较常见，约65%的病例为非感染性。学生和从事某些特定职业的人群，由于肘部长期在坚硬表面上反复磨损，更容易患病（又称为学生肘或矿工肘）。

（三）临床特点

典型的临床表现是肘部后方局灶性疼痛、充血和波动性肿胀。肘关节做伸展或屈曲动作可能会加重症状。患者经常具有反复出现类似症状的病史。大多数情况下，该疾病是一种独立性疾病，但偶尔也会与炎性关节病如痛风、类风湿关节炎或银屑病关节炎并发。

（四）鉴别诊断

需要与尺骨鹰嘴滑囊炎相鉴别的一个很重要的疾病是脓毒性肘关节炎。对于脓毒性肘关节炎患者，肘部的所有运动均因疼痛而严重受限。通常情况下，白细胞计数和炎性反应标记物（CRP、ESR）在两种疾病中均会升高，但脓毒性关节炎升高的水平较高。放射学检查可见钙化灶、痛风石及鹰嘴尖部有毛刺。肱三头肌腱炎的疼痛通常位于鹰嘴尖端附近。肘部的X线片通常可见软组织肿胀和鹰嘴尖部骨刺改变。偶尔在滑囊中也可见到继发于炎性关节病或色素沉着绒毛结节性滑膜炎（pigmented villonodular synovitis，PVNS）的游离体。

（五）治疗

通常遵循休息、冰敷、加压和抬高原则并同时服用抗炎药物进行治疗是有效。如果以上干预措施均无效，则可能需要进行关节抽吸术。该治疗方法不仅有助于缓解疼痛、通过显微培养/敏感菌检测明确诊断，而且可加速恢复。另外，如果患者出现全身不适，出现耐药性滑囊炎或症状反复发作，则为滑囊手术切除的指征。

（六）经验与教训

只有当非创性治疗无效或怀疑感染存在时，才考虑进行抽吸术。这是因为抽吸术本身也具有感染的危险，可能将无菌滑囊炎转变为感染性的滑囊炎。此外，它也可能导致慢性排脓性窦道的形成。

四、肱二头肌远端肌腱完全性断裂

（一）引言

肱二头肌是强有力的屈肘肌，同时亦是前臂重要的旋后肌。

（二）流行病学

肱二头肌远端肌腱完全断裂并不常见，仅占所有肱二头肌断裂的3%（肱二头肌近端长头肌腱断裂占97%）。该疾病最常见于中年男性，多是肱二头肌受到突然且异常的暴力引起的。损伤的可能机制包括肘部处于中度屈曲状态时突然抬举重量，或肘部屈曲时，突然受到伸肘的暴力，例如，试图接住沉重的坠落物体时。

（三）临床特点

该病患者一般有肘关节强力牵拉病史并伴有疼痛。受伤时，患者通常会听到肘窝部位的撕裂声或出现撕裂样感觉，继而出现肘关节屈曲无力。如果患者在就诊前，损伤时间超过24小时，则在肘部和前臂前方通常可观察到明显的瘀伤。由于该疾病在健美运动员和健身爱好者中并不少见，需要询问患者是否存在合成代谢类固醇药物滥用的问题。

与未受伤的手臂相比，患侧肱二头肌向近端移位和前臂旋后肌力明显减弱即可做出诊断。此外，患侧挂衣

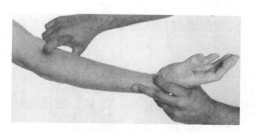

图6.3　检查肱二头肌远端完整性的
Hook检验

架/挂钩动作试验为阳性。该试验的操作步骤为嘱患者主动旋后前臂，患肘屈曲90°。完整的肱二头肌肌腱可以使检查者手指沿肱二头肌肌腱外侧缘插入肘前窝的肱二头肌和肱肌之间（图6.3）。出现肱二头肌远端撕裂时，肱二头肌远端索状肌腱消失，检查者无法将手指勾起肌腱。

（四）鉴别诊断

行屈曲、外展和外旋位的超声或MRI有助于确诊。肱二头肌远端断裂可使前臂屈肘肌力下降30%~35%，旋后肌力下降40%~55%。

（五）治疗

对于功能需求较低患者，可能不需要手术治疗，患者需要权衡治疗益处和手术风险。然而，对于那些从事手工工作和爱好运动的人而言，手术探查和肌腱修复是首选的治疗方案。应早做诊断，因为手术的潜在风险和获得令人满意的治疗效果的困难程度也随着时间的推移而增加，原发性损伤最好在2~3周内进行手术。

五、肱二头肌远端肌腱炎

（一）引言

肱二头肌肌腱炎的患者肘部前方会出现疼痛，肘部对抗阻力做屈曲或旋后动作时，症状加重。

（二）鉴别诊断

桡骨粗隆滑囊炎可出现与之类似的症状。行超声或MRI均有助于确诊。但MRI在鉴别肌腱病变与滑囊炎性改变方面具有较高的特异性和敏感性。

（三）治疗

主要的治疗方法包括休息、患者教育、服用抗炎药物和适当的活动。在超声引导下，鞘/囊内注射局部类固醇药物可能会减轻炎症，但是如果注射药物接触到肌腱，有导致腱断裂的风险。

（四）经验与教训

如果患者具有典型的肱二头肌腱断裂病史，但可在肘前窝中触及肌腱，则应考虑到肌腱部分破裂的可能。另外需要注意的是，一旦肱二头肌腱膜是完整的，则常误认为肱二头肌腱是完整的。因此，对这类患者进行早期诊断和治疗是至关重要的，如果未能及时做出正确诊断，那么，一期修复损伤的可能性不大，且可能需要移植物进行重建。

六、尺神经炎（肘管综合征）

（一）引言

该疾病是临床上最常见的外周神经卡压疾病之一，它是经过肘部肱骨内上髁后方的尺神经受到压迫而引起的。

（二）临床特点

患者肘后部出现疼痛并可向前臂尺侧放射。患者常感尺神经支配区域有针刺样感觉，通常会累及小指和无名指的尺侧。患者长时间的做肘关节屈曲动作时，这些症状可能会加重，例如，手持电话，贴着耳朵打电话时。患者也可能因手指指腹麻木、不适而影响睡眠。

直接触诊肱骨内上髁后的神经对诊断是敏感的（图6.4），Tinel征（叩击神经损伤）也可引起上述症状而有助于诊断。同时，Phalen征（肘部最大程度屈曲约1分钟）也可以是阳性的。另外，患者除了感觉功能异常以外，运动功能也可能受到影响，除表现为小指和无名指爪形手畸形外（图6.5），还伴有手部小肌肉的萎缩。典型的运动功能障碍包括第一骨间背侧肌的萎缩、手指外展肌和内收肌的无力，以及Froment征阳性（图6.6。患侧因拇内收肌瘫痪，无法完成此动作，而用指间关节屈曲代偿，为典型的Froment征阳性）。嘱患者用患侧示指与拇指捏夹一张纸，检查者不能轻易地抽出纸片。行Wartenberg手指逃避征检查可以发现小指持续外展

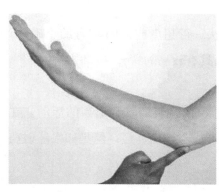

图6.4　在肘管的内上髁后方触诊尺神经

（图 6.7）。因为小指的内收肌（骨间掌侧肌）无力，导致了掌指关节附近的小指伸肌的过度伸展。

（三）鉴别诊断

需要与之鉴别的疾病包括高尔夫球肘（其疼痛部位位于肱骨内上髁前方，而尺神经损伤位于内上髁偏后位置，图 6.4）和肘关节不稳定。同时，还需要对颈椎情况进行评估，以防神经性症状是更近端的神经压迫引起的。如果神经传导研究的结果显示尺神经穿过肘部的传导速度减慢方可确诊。

（四）治疗

保守治疗包括建议患者避免长时间的行肘部屈曲动作。但如果患者感觉或运动障碍进行性加重，需要考虑外科手术治疗。

（五）经验与教训

需要特别注意的是，在颈椎或臂丛水平更近端的压迫引起的一些疾病。比如，Pancoast 肿瘤和其他原因引起的臂丛神经病变也可以出现类似尺神经神经病变的症状。少数情况下，患者既有肘部尺神经卡压，也有更近端的神经压迫（双卡压现象）。

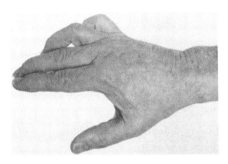

图 6.5　爪形手

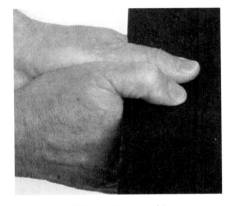

图 6.6　Froment 征

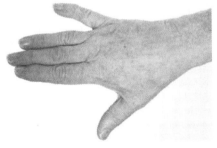

图 6.7　Wartenberg 征

拓展阅读

Bisset L, Paungmali A, Vicenzio B *et al*. A systematic review and meta-analysis of clinical trials on physical interventions for lateral epicondylalgia. *Br JSports Med* 2005; 39(7): 411–422.

Elhassan B, Steinmann SP.Entrapment neuropathy of the ulnar nerve. *J Am Acad Orthop Surg* 2007; 15(11): 672–681.

Lo My, Safran MR. Surgical treatment of lateral epicondylistis. A systematic review. *Clin Orthop* 2007; 463: 98–106.

O'Driscoll SW, Gonclaves LB, Dietz P. The hook test for distal biceps tendon avulsion. *Am J Sports Med* 2007; 35(11): 1865–1869.

Peerbooms JC, Sulimer J, Bruijn DJ *et al*. Effect of an autologous platelet concentrate in lateral epicondylitis, a double-blind randomized controlled trial: PRP versus corticosteroid injection with a 1 year follow up. *Am J SportsMed* 2010; 38(2): 255–262.

第七章　腕关节软组织损伤

David Knott

概述

1.腕关节周围有许多软组织结构经过，因此该部位既是一个相对密闭的区域，同时，也很容易受到损伤或劳损。

2.腕部大多数软组织疾病的诊断均需要了解病史和全面体格检查。

3.腕管综合征是最常见的周围神经压迫综合征。

4.桡骨茎突狭窄性腱鞘炎（de Quervain病）易于诊断，通常可尝试保守治疗而无需手术。

5.腕三角纤维软骨复合体容易发生退行性改变和损伤，是腕部尺侧疼痛的潜在病因。

一、基础解剖学

腕部只是一个很小的区域，但其内部有许多软组织通过，这些软组织损伤均可能引起疼痛。除了尺骨和桡骨远端的桡尺关节、桡腕关节和腕骨间关节外，腕部还有许多软组织结构，包括肌肉、肌腱、韧带、神经和纤维软骨盘等。本章中将主要介绍腕部周围常见的软组织疾病。

二、病史

病史的采集应系统全面，最好按照标准的运动系统检查方法进行，如可参考已故"骨内科医学之父"James Cyriax创立的检查方法。由于腕关节属于浅表的远端肢体关节，因此患者的症状通常很容易定位，并且易于检查和进行触诊。通常无需进一步的检查即可做出明确的诊断。

要点概述如下。

• 年龄和职业/业余活动：许多腕部软组织损伤疾病是劳损或创伤造成的；而对于年龄相对较大的患者，尽管关节病变更常见，但常考虑到退行性变引起的可能。

• 部位和波累及范围：通常情况下，腕部疼痛较局限，很少向其他部位蔓延；但是，疼痛和神经症状不排除向手部放射的可能，且一旦出现，必须考虑患肢近端的病因。

• 起病和持续时间：是急性/创伤性的——在这种情况下，需要考虑骨折、扭伤或腕三角纤维软骨复合体损伤；还是渐进性的——在这种情况下，应更多地考虑肌腱病变或腕管综合征。

• 行为/其他症状：哪些动作可使症状加重？在这种情况下，需要考虑劳损/职业因素。同时需要询问患者是否具有其他症状，特别是手部刺痛、麻木或无力感等。

• 既往史：需要着重询问患者是否患有其他关节病变，易诱发腕管综合征的疾病

（怀孕、甲状腺疾病、糖尿病等）和用药情况。

体格检查

腕部的检查应包括以下内容。

• 视诊：应仔细查看是否存在骨性畸形（既往骨折病史等），患处颜色变化如发红或瘀青等，肌肉萎缩（特别是手掌大鱼际和小鱼际肌处肌肉状态）和腕部周围肿胀（关节积液、神经节等）等。

• 被动活动：包括旋前和旋后，被动屈曲和伸展，以及桡侧和尺侧偏移等。虽然这些运动主要是用于检测远端桡尺和桡腕关节病变的，但其相邻的软组织也可受到牵拉和挤压，并可因此而引起疼痛。

• 抗阻力试验：包括腕关节伸展、屈曲、桡侧和尺侧偏移等等长（静态）测试和拇指伸展、屈曲、外展和内收以检测独立肌群收缩（肌肉、肌腱和附着韧带）状况等。通常病损组织在静态收缩时会出现疼痛。

• 如果已经做出了初步诊断，那么沿着特定的组织如肌腱或关节间隙进行触诊（以检查触痛），可以更准确地定位病变部位。

• 一些其他或特殊的检查可能对一些疾病具有特异性，如芬氏征（Finkelstein）试验（见下文桡骨茎突狭窄性腱鞘炎疾病）或拇指轴向压缩试验用于大多角骨掌骨关节病变的检查。

腕部最常见的软组织疾病包括：

• 腕管综合征
• 桡骨茎突狭窄性腱鞘炎（第一伸肌间室桡骨茎突狭窄性腱鞘炎）
• 前臂交叉综合征（桡侧腕伸肌腱周围炎）
• 腕三角纤维软骨复合体损伤

三、腕管综合征

（一）发病率

腕管综合征是一种最常见的周围神经卡压综合征，其在一般人群中的粗发病率为1%~3%，而45~64岁发病率最高。女性该疾病的发病率要多于男性，比例为3:1。

（二）基础解剖学

腕管是一个由腕骨弓和屈肌支持带组成的骨性纤维管道。前者构成腕管的桡、尺及背侧壁，后者构成掌侧壁。屈指浅肌腱、屈指深肌腱、屈拇长肌腱和正中神经由腕管内通过。在临床上，腕管的近端以腕部远端褶皱（在豌豆骨和舟骨结节之间走形）为标志（图7.1）。

尽管正中神经的走形个体之间的差异较大，在神经干处，特别是在其运动分支，均可出现变异，但其通常在腕部中线的掌长肌下（如果存在）走行。了解这种变异对于注射治疗，特别是手术减压治疗，是非常重要的（图7.2）。

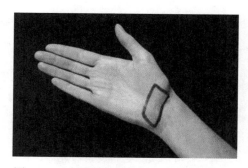

图7.1　正中神经经腕管屈肌支持带深面入掌，屈肌支持带的近端附着于豌豆骨和舟骨结节

（三）病因

不管是腕管内容积的减小，还是腕管内软组织体积的增加，均会导致腕管内正中神经受到的压力相对增加，进而引发该综合征。而当腕部在做屈曲或伸展动作时，特别是正中神经持续受到这种动作的影响时，其症状会加剧。

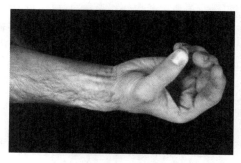

图7.2　掌长肌是定位正中神经进入腕管的一个重要标志。当患者交贴拇指和小指时，该肌腱可变得非常明显。如果没有观察到明显的肌腱，那么，大鱼际和小鱼际隆起的交汇点就是神经所在的位置

许多病例的病因是特发性的，但也有一部分患者存在明显的致病因素，其中比较常见的是：

- 妊娠（特别是妊娠中晚期）。
- 甲状腺功能减退。
- 糖尿病。
- 腕关节炎。
- 腕关节骨折移位/畸形病史。

症状包括：

- 桡侧第3或第4手指出现感觉异常和（或）麻木：通常，压迫较轻的患者，症

状呈间歇性，而在较严重的情况下，症状是持续的。

- 手掌区出现疼痛或不适（可能会向手臂近端放射）。
- 严重患者通常会出现大鱼际肌萎缩和无力。
- 夜间或醒来症状加重。

（四）诊断

具有上述病史即可做出诊断。如果病史完全提示颈神经根受累或感觉异常的部位与正中神经支配的皮肤区域不一致，那么，检查脊柱颈段是有必要的。针对手部和腕部的体格检查应包括对大鱼际肌萎缩/无力情况的评估和一些相关的诱发性试验，其中，最常见的诱发性试验，包括以下三个。

- Tinel试验：用手指或叩诊锤叩击腕管中线，检查正中神经支配皮区有无放电样麻痛感或蚁走感。该检查通常用于辅助诊断（尽管研究表明，该检查在灵敏度和特异性方面存在显著的差异），同时，其还有助于预测患者行减压术后的恢复情况。
- Phalen试验：嘱患者极度屈腕并用力握拳，至少1分钟。正中神经支配区域出现感觉异常或者出现疼痛为Phalen试验阳性。
- 腕管压迫试验：医师用拇指按压在腕横纹中点处，时间为1分钟。同样，若患侧出现感觉异常甚至疼痛，即为试验阳性。许多学者都认为该试验是比较敏感的，且对于无法腕部屈曲的那些患者也是非常实用的。

通过询问病史和进行腕部的体格检查通常可做出明确的诊断，但是对于非典型的病例，可以要求患者进行神经传导检测。虽然上述试验可能既有助于腕管综合征的诊断，也可用于严重程度的分级，但必须意识到存在假阴性和假阳性的可能。

（五）治疗

- 如果可能的话，尽量纠正一切潜在的或易诱发疾病的病因或活动。
- 腕部夹板（一般在夜间使用）可保持腕部处于使正中神经受到最小压力的位置。研究表明，腕部处于中立位时，正中神经受到的压力最小，尽管有时候较小程度的伸展有助于降低压力。
- 皮质类固醇注射疗法：是一种较常见且有效的治疗方法，在临床上应用广泛。中长期的成功率可能会达到50%~66%，而症状较轻微的患者其成功率更高。目前，已报道的不同的技术所使用的剂量、类固醇药物种类和注射点的位置各不相同。但是，注射0.5 mL曲安奈德（40 mg/mL）最少的有效剂量，这是值得推荐的。由于局部麻醉剂也可使患者的手臂麻木达数小时，因此不推荐使用。注射点应选择掌长肌肌腱的尺侧，并调整进针（25 mm，25号）角度以使针尖止于屈肌支持带近端的下方。

• 手术减压：对于较严重的病例，特别是那些出现鱼际肌肌肉萎缩及看似轻微但经夹板短期固定或注射疗法治疗无效或复发的患者，应及早进行手术。需要注意的是，手术后也有可能会出现复发，但是比注射疗法出现复发的概率要低。

四、桡骨茎突狭窄性腱鞘炎

（一）解剖学

在桡骨茎突有一窄而浅的骨沟，拇长展肌腱（abductor pollicis longus，APL）和拇短伸肌腱（extensor pollicis brevis，EPB）共同形成鞘管并经过该结构，当腱鞘出现炎症可逐渐产生狭窄症状（图7.3）。

（二）病因

虽然桡骨茎突狭窄性腱鞘炎可由创伤引起，但通常是过度活动引起的。主要表现为腕部桡侧的疼痛，常呈亚急性或慢性，在活动时症状加重。需要反复拇指伸展/外展的重复性工作或业余活动是导致疾病发作最常见的原因。

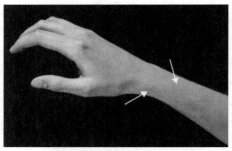

图7.3　左下箭头：APL和EPB的肌腱通过腕关节而引起桡骨茎突狭窄性腱鞘炎的部位；右上箭头：引起交叉点综合征的部位

（三）诊断

根据临床病史通常可做出明确的诊断（如果不能确诊，可行超声检查），诊断依据包括：

• 桡骨茎突附近APL和EPB肌腱出现局限性压痛。

• 拇指对抗伸展和（或）外展动作时出现疼痛。

• 拇指被动屈曲出现疼痛，特别是加上腕部向尺侧倾斜动作，症状更明显（Finklestein试验；图7.4）。

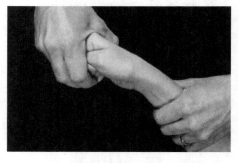

图7.4　Finklestein试验。嘱患者拇指屈于掌心，其余四指紧握其上，然后将腕部轻轻向尺侧倾斜，这一动作使得肌腱及其所在的鞘管处于紧张状态，并会引发患者出现症状

（四）治疗

• 皮质类固醇注射疗法：最有效的治疗方法是进行皮质类固醇注射（即将10~20 mg曲安奈德与约0.5 mL局部麻醉剂混合后，注入两肌腱共同的鞘管），随后休息，然后适当的活动以预防复发。临床提示：一些临床医师考虑到注射深度较浅的特点，可能更喜欢使用氢化可的松，因为即使注射液未完全进入鞘管内，出现软组织萎缩和色素脱失的风险也较小。

• 如果注射不方便、没有必要或存在禁忌证，则可以考虑采用物理治疗和夹板固定等替代方案。临床提示：有时，病情不能缓解或不断复发，提示可能是鞘管狭窄引起。有研究显示，每个肌腱可能存在单独的鞘管，这一解剖学变异可能会影响治疗结果。这些情况可能需要进行腱鞘手术切开减压治疗。

五、交叉综合征（划桨者腕）

（一）解剖学

交叉综合征与桡骨茎突狭窄性腱鞘炎所累及的两个肌腱（APL和EPB）相同，但前者相对后者较少见。在该疾病中，肌腱受累的位置更靠近近端，在此处肌腱向桡侧走行，同时有桡侧腕长伸肌和桡侧腕短伸肌穿过，可导致两组肌腱之间相互摩擦（图7.3）。

（二）症状

该疾病不如桡骨茎突狭窄性腱鞘炎常见，其多是过度活动引起的，往往起病较急。同时，可能会表现为患处发红、肿胀等，也可能伴发捻发音，发病部位通常位于桡骨茎突近端约3 cm。

（三）治疗

通常，经休息、冷敷和抗炎（口服或局部）药物治疗后，病情可缓解。但如果上述措施无效，那么，患者应采取物理治疗。由于肌腱在患处这个位置还未进入鞘管，因此注射疗法不是一种有效的治疗方案。

六、腕三角纤维软骨复合体损伤

（一）解剖学

腕关节三角纤维软骨复合体（triangular fibrocartilage complex，TFCC）位

于下尺桡关节，三角形尖端附着于尺骨茎突基部的小凹中，且其桡侧缘恰好附着于桡腕关节面。主要作用是覆盖尺骨头，以增大腕关节的关节面，并可传导尺腕关节间的轴向应力，缓冲部分负荷，特别是压迫性质的负荷。同时，具有稳定远端桡尺关节的作用。

（二）病因

主要由于创伤（跌倒，旋转应力）或退行性变等因素引起的。后者较为常见，30%~70%的尸体均有退行性变，但患者通常是无症状的。表现为尺骨阳性变异（与桡骨相比，尺骨相对延长）的患者，腕关节出现退行性变更为常见。而对于体操运动员或一些音乐家等因腕关节受到反复创伤或牵拉等的影响，也会比较常见。

（三）症状

患者腕部的尺侧通常会出现疼痛，既可表现为持续性疼痛，也可表现为尖锐刺痛。患者做某些动作时往往会加重症状。有的患者在活动过程中也可能主诉患处附近出现"咔哒"声。

（四）体格检查

通常患者会出现腕部被动活动（通常为尺侧偏斜）疼痛，同时，患者也可出现腕关节尺侧压痛和研磨试验阳性（或尺侧半月板压缩试验阳性）。TFCC疾病有时也会伴有肿胀。

（五）临床提示

TFCC压迫试验是在腕尺偏时施加轴向应力检查患者是否出现疼痛的一种方法（图7.5）。

如果存在实质性创伤，则可以通过用于评估关节稳定性的琴键征试验来评估下尺桡关节的并发性损伤（图7.6）。患者采取坐位，嘱患者前臂完全旋前并放在桌子上。在尺骨远端施

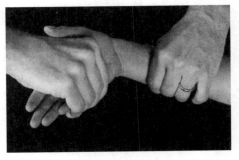

图7.5　TFCC 检查

加向下的压力，模仿按下钢琴键的动作。过度活动伴发的疼痛及患处周围出现浮动感即表示琴键征试验阳性。

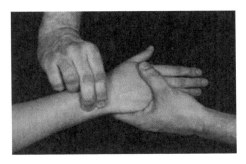

图7.6　琴键征试验

（六）影像学检查

包括X线片（尽管其不能够观察到TFCC的变化，但是它可显示尺骨变异和关节处的任何退行性改变）和MRI扫描，其可以显示TFCC的变化。

（七）治疗

镇痛药物、抗炎药物、夹板固定或皮质类固醇注射等方案均可尝试，都有助于缓解症状。然而，如果症状持续存在，则可能需要在关节镜下行手术和清创术，在某些情况下，也可能需要进行开放性手术和TFCC修复术。

七、不常见的软组织疾病

腕部的其他软组织病变也可能会引起疼痛，通常也是外伤或过度使用引起的。这类病变包括以下内容。

• 侧副韧带扭伤：尺侧或桡侧副韧带均可能受到损伤。诊断通常包括完整的病史、局限性的疼痛和压痛，以及受累韧带被动牵拉时出现疼痛。治疗通常采用物理治疗，但对于顽固病例，可将少量的皮质类固醇注入韧带骨附着点处。

• 舟骨周围韧带损伤：其是腕部较常见的韧带损伤之一，且是腕部不稳定和腕部疼痛的主要病因。普通X线平片上观察到舟月关节间隙扩大，需要引起注意。临床上，可能会出现Watson试验阳性（或者舟骨滑移试验阳性），即相对于桡骨，舟骨后向半脱位。MRI扫描可以确诊病变（虽然灵敏度低于理想值），或进行关节镜检查。如果患者的症状非常严重，则需要进行手术修复。

• 肌腱病或肌腱炎：腕部和手指的各个屈肌或伸肌肌腱均可能会因过度使用、创伤或退行性肌腱病而出现炎症，尽管上述病因与桡骨茎突狭窄性腱鞘炎相比，并不常见。通过牵拉疑似病变韧带的方法和触诊等进行仔细检查，并结合腕部解剖学的知识，方可做出诊断。休息、冰敷、夹板固定和药物治疗等如有需要均可先尝试使用，但后续的治疗通常多采用物理治疗或类固醇注射疗法。

拓展阅读

Atroshi I, Gummesson C, Johnsson R *et al*. Prevalence of carpal tunnel syndrome in a general population. *J AmMed Assoc* 1999; 282(2): 153–158.

Bongers FJM, Schellevis FG, van den Bosch WJHM, van der Zee J. Carpal tunnel syndrome in general practice (1987 and 2001): incidence and the role of occupational and non-occupational factors. *Br J Gen Pract* 2007; 57(534): 36–39.

Hattam P, Smeatham A. *Special tests in musculoskeletal examination: an evidence-based guide for clinicians*. Churchill Livingstone, London, 2010.

Mizia E, Klimek-Piotrowska W, Walocha J *et al*. The median nerve in the carpal tunnel. *Folia Morphol* (*Warsz*) 2011; 70(1): 41–46.

Shadel-Hopfner M, Iwinska-Zelder J, Braus T *et al*. MRI versus arthroscopy in the diagnosis of scapholunate ligament injury. *J Hand Surg Br* 2001; 26(1): 17–21.

Weiss ND, Gordon L, Bloom T *et al*. Position of the wrist associated with the lowest carpal-tunnel pressure: implications for splint design. *J Bone JointSurg Am* 1995; 77(11): 1695–1699.

第八章　手部软组织损伤

Helen Cugnoni

概述

1. 即使是最轻微的手部损伤也可能严重影响手部完成简单任务的能力，本章着重强调了这种不成比例的关系。

2. 可按照"ALOHA"顺序采集病史：患者的年龄（age of patient），业余活动（leisure activities），职业（occupation），优势手（hand dominance），受伤持续时间（age of injury）。

3. 主要累及的结构是肌腱或韧带。

4. 夹板固定和（或）物理治疗是主要的保守治疗方案。

5. 合理的随访至关重要。

一、引言

即使手部"轻微"受伤，也会给日常生活带来不便，如众说周知的"锤状指"。手是一个高度进化的人体器官，能够完成从提举重物到快速完成复杂精确动作等各种活动。同时，手的感觉功能也是非常重要的。可按照"ALOHA"顺序采集病史：

- 患者的年龄（age of patient）：儿童患者通常对手部软组织损伤耐受良好，2~3周即可恢复，且后遗症较少；而对于年龄偏大的患者，手部受伤对其日常生活活动产生的影响很小，即使受伤程度不严重。
- 业余活动（leisure activities）：询问患者是否喜欢运动、演奏乐器和制作手工艺品等。
- 职业（occupation）：伐木工人和职业音乐家对手部的功能需求是完全不同的；厨房工人手部带有任何敷料时，是不能在厨房工作的，可能会导致收入下降，甚至下岗。
- 优势手（hand dominance）：这一点经常被医师忽略。
- 受伤持续时间（age of injury）：如果就诊时间或开始治疗的时间有所延误，那么，疾病恢复时间就会相对延长，且功能恢复结果更难以预测。

体格检查遵循常规的"视/触/活动"顺序。此外，还需要进行一些检查肌腱功能的针对性试验（见屈肌和伸肌肌腱部分），同时，还应检查患者的感觉功能。

二、远端指间关节的肌腱损伤

（一）锤状指：远端指间关节（distal interphalangeal joint，DIPJ）的伸肌腱断裂

这是最常见的手部肌腱损伤，通常是指端伸肌腱在止点附近处断裂或远节指骨伸肌腱末端的撕脱骨折引起。

患者手指DIPJ处出现屈曲畸形，经常出现在指尖强迫屈曲的轻微创伤之后。少数情况下，肌腱损伤也可由开放性的切割伤引起。DIPJ处伸肌腱断裂后，很容易使该关节被动伸展，但是当远端指骨不受支撑时，远端指骨将立即下垂屈曲。患处通常会出现疼痛、压痛等，有时也伴有肿胀。

1.治疗

指伸肌腱在附着远端指骨的基部处，为一扁平的结构。在闭合性断裂损伤中，断端往往分散呈叶状，这给手术修复带来很大的困难。因此，通常采用保守治疗。

X线片检查

该检查的目的是确定患处是否伴发撕脱性骨折碎片，准确的评估有助于损伤的愈合并可更准确地预测功能结局（图8.1b）。如果撕脱骨折碎片超过1/3的关节面，该患者应接受内固定治疗（图8.1c）。

伸展夹板固定

大多数锤状指损伤都通过在DIPJ处放置固定伸展夹板（图8.2）来治疗。医师应明确告知患者，该固定夹板必须连续佩戴。除清洗夹板的时间外，其余时间一律佩戴；即便是夹板清洗期间，远端指骨也应由患者的另一只手或将患指置于平坦的表面进行支

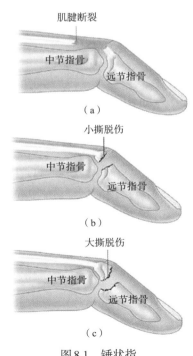

（a）

（b）

（c）

图8.1 锤状指

撑以保持伸展。

2.随访

患者应在3周时进行复查，以检查患指恢复情况并确保治疗的依从性。大多数患者需要佩戴夹板6~8周的时间，之后可轻轻活动DIPJ。

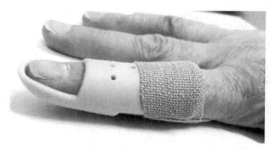

图8.2　锤状指伸展夹板

（二）球衣指：DIPJ处屈肌腱断裂

1.引言

指深屈肌（FDP）可部分或完全从远节指骨的附着处撕裂，有时也会将远节指骨基部的骨质撕脱。撕裂的指深屈肌肌腱可向近端指间关节（proximal interphalangeal joint，PIPJ）收缩，甚至回缩至掌部。这类患者无法主动屈曲DIPJ。

使用"球衣指"这一术语是因为这种损伤往往发生在橄榄球或美式足球运动员身上，且他们往往试图通过抓住对手的球衣/衬衫来抢断。而对于登山爱好者，这类损伤也是比较常见的，多见于他们滑倒后需要指尖支撑全身重量。这会导致DIPJ的过伸，同时，近端手指屈曲。患者DIPJ指腹侧可出现疼痛、压痛、肿胀和瘀血等，且患者无法屈曲该关节。

类似的损伤机制也可导致约束指屈肌腱并使其附着于近端指骨的屈肌腱鞘滑车的撕裂。主动屈曲功能不受影响，但是在中节指骨区域会出现疼痛。手指在对抗屈曲时，屈肌腱可能会"弧形"突出。

2.治疗

指深屈肌撕裂患者应尽快去看专业医生，以决定选择MRI还是早期手术干预，不同的地区采取的治疗方案可能会有所不同。屈肌滑车损伤通常采取保守治疗、减少活动并进行固定。

三、近端指间关节的损伤

（一）引言

近端指间关节（proximal interphalangeal joint，PIPJ）的损伤比较常见，同时也是经常让患者和临床主治医师沮丧的一类疾病。产生这种情绪的主要原因是他们的临床干预具有完全不可预测的性质，且似乎与原始损伤的严重程度无关。

PIPJ由指伸肌腱和屈肌腱、桡侧和尺侧副韧带、关节囊和一条非常坚韧的掌侧韧带也叫掌板进行稳定。损伤会累及上述一种或多种结构，并且常常造成中节指骨掌面基部小的撕脱骨折。

临床症状的严重程度可以从轻微的瘀青或肿胀到完全脱位不等。最常见的病理机制是关节过伸或受到的轴向负荷过大。如上已述，患者通常会出现疼痛、瘀青、关节畸形、肿胀和撕脱骨折等。也可能合并关节不稳定、关节血肿等，少见情况下会出现急性指伸肌肌腱断裂，导致外伤性钮孔畸形。

（二）治疗

由于患者的疼痛症状往往很严重，且与实际的损伤不成比例，因此在初次就诊时，常常难以充分评估损伤的严重程度。急诊治疗包括镇痛（包括高臂吊带）、X线片检查和Bedford指套或类似物固定3~4天（图8.3）。同时，应建议患者尽快开始活动，这里也列出了更具体的干预措施。

1. PIPJ脱位或半脱位的复位

如果临床或影像学检查已经证实存在脱位或半脱位的情况，那么，应紧急进行手法复位。通过使用安桃乐

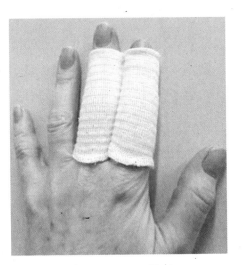

图8.3　Bedford指套

或神经阻滞进行轴向牵引，这种复位通常相对比较容易。

2.专科复查

如果已经明确患者存在急性钮孔畸形或大的骨折碎片，急性手术干预可能性不大，但为了保险起见，最好咨询相关专科专家。

3.随访

此类拉伤应在2~3周内进行随访，因为首诊检查对其预估难以做出准确的评估。目前，主要治疗方法是物理治疗，包括包扎以减少肿胀，用扶手椅、钮孔托板或动态夹板（图8.4），保守治疗无效时转诊至手部专家那里。

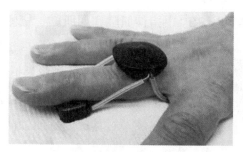

图8.4　小铁丝（钮孔）托板

（三）指伸肌腱中间束断裂

PIPJ急性创伤性指伸肌腱中间束断裂的诊断较为困难。患者通常存在手指屈曲状态下，指背侧PIPJ处的外伤史，例如，用力摇动扳手，使得关节处撞到发动机的边缘。这种情况通常导致的是中间束的钝性断裂。然而，由于关节背侧处的两侧束未受到损伤，所以，患者仍可伸展PIPJ。在接下来的1~2周中，随着反复的手指屈曲，侧束将游离到关节的侧面且肌腱在近端关节远端形成钮孔，因此被称为钮孔畸形（图8.5）。

钮孔畸形

指伸肌腱中间束断裂
远节指骨
中节指骨
侧束游离到
关节的侧面
近节指骨

1. 指伸肌腱中间束断裂
2. 7~10天后，侧束将游离到关节的侧面
3. 近端关节在损伤处形成"钮孔"

图8.5　钮孔畸形

1.诊断

中间束断裂的临床诊断是较困难的。对于存在上述损伤病史且PIPJ背侧出现疼痛、肿胀的患者，手指应该在伸展位进行夹板固定，并建议其转诊复

查或行超声扫描检查。

2.治疗

如果已经确诊中间束断裂，那么，患者首先应用夹板进行固定，以使患指处于伸展位，后期需用扶手椅托板进行固定（图8.4），后者既允许患指进行一定程度的屈曲，又可使患指大多数时间处于伸展位置。同时，这种损伤通常可在手部门诊进行随访。

四、尺侧副韧带损伤

（一）引言

拇指掌指关节（metacarpo-phalangeal joint，MCPJ）的稳定性是由强壮的内收肌、对掌肌及MCPJ的尺侧副韧带（ulnar collateral ligament, UCL）维持的。这种损伤可能是长期的外展应力（猎人拇指）或手持物体拇指用力外展（滑雪拇指）引起的。最终，可能会引起尺侧副韧带挫伤、扭伤、部分撕裂或破裂等。

UCL损伤的患者可出现MCPJ的急性疼痛、拇指肿胀等症状，同时，当UCL受力时，可能出现该关节的不稳定。然而，对于首次就诊的患者，往往由于患处疼痛严重而不能对该关节的不稳定程度进行充分的评估。同时，患者可保持腕部和拇指的运动功能。

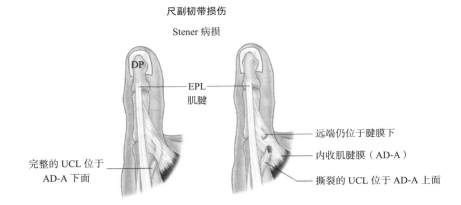

图8.6　UCL损伤：Stener病损

当韧带完全撕裂时，断端可回缩并移位至内收肌腱膜下或嵌入内收肌腱膜之间（Stener病损），这种撕脱分离对预后和治疗具有重要影响（图8.6）。

（二）治疗

由于临床检查在首次评价就诊患者损伤的严重程度方面并不可靠，因此急诊科医生通常只采取缓解疼痛、保护关节以免受进一步损伤等措施。同时，应行X线检查，鉴别是否存在相关的骨损伤。另外，应尝试通过伸展患指和屈曲患指30°，使UCL受力来评估MCPJ的稳定性。局部麻醉剂可有助于该项检查。

1. 固定

在绝大多数情况下，拇指MCPJ应该使用易拆卸的拇指热塑性塑料人字托固定（图8.7）。如果没有上述合适的塑料人字托，可用缩短的石膏托对拇指进行固定。但请勿使用弹性拇指人字托，这种人字托无效。

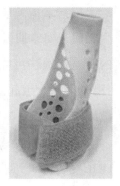

2. 首次就诊需全面进行影像学检查

对于首次就诊时就可确诊UCL完全断裂的患者或因职业要求较高的患者，应进行紧急MRI或超声检查。

3. 专科复查

图8.7　用于治疗
UCL损伤的拇指
人字塑料托

需要进行紧急MRI或超声检查的患者或疑似出现Stener病损的患者，应根据当地就诊流程去咨询专科医生的建议。通常因在一周内进行了韧带修复手术而预后较好。

4. 随访

任何涉及该韧带的损伤均应在5~7天内进行复查，因为在首次就诊时难以对病情的严重程度进行评估。而复查时，更容易对患指关节是否存在不稳定、固定装置是否仍然具有良好的功能，以及是否需要进行其他物理治疗或外科手术等情况进行评估。

拓展阅读

Kacprowicz RF, Ho SW. Ulnar collateral ligament injury. http://emedicine.medscape.com/article/97451 (accessed 14 December 2015).

Rosh AJ, Schraga E. Extensor tendon repair. http://emedicine.medscape.com/article/109111 (accessed 14 December 2015).

Wardrope J, English B. *Musculo-skeletal problems in emergency medicine*. Oxford University Press, Oxford, 1998.

第九章 髋部常见软组织损伤

Alison Smeatham

概述

1.本章主要讲述髋关节常见软组织损伤的诊断和治疗。

2.通过髋关节慢性软组织损伤的鉴别，并找到潜在的致病因素。

3.介绍髋关节软组织损伤的治疗方案。

4.概述涉及髋关节疼痛的其他疾病的鉴别诊断。

髋关节周围软组织疾病可作为一种孤立的疾病，运动爱好者常为易发人群。但是，如果患者出现持续的髋部或大腿疼痛，也应考虑到脊柱、骨盆和髋关节相关病变。脊柱柔韧性和稳定性差、下肢生物力学不良及肌肉不平衡常常是引起症状持续的主要原因，因此应在整个评估和治疗过程中加以考量（专栏9.1）。

专栏 9.1　髋部疾病的鉴别诊断

常见病因

急性肌肉拉伤：内收肌、腘绳肌　　　　　　隐匿性骨折

慢性肌腱炎：内收肌、腘绳肌、臀肌、髂腰肌

腰椎和骶髂关节的牵涉痛　　　　　　　　　髋关节骨关节炎

较少见病因

股骨髋臼撞击症　　　　　　　　　　　　　软骨病变

股疝或运动疝，耻骨炎　　　　　　　　　　Perthes病

股骨上端骨骺滑脱症　　　　　　　　　　　激惹髋

髋关节发育不良

罕见但重要病因

盆骨或股骨的应力性骨折　　　　　　　　　股骨头缺血性坏死

内脏的牵涉痛　　　　　　　　　　　　　　骨突炎或撕脱骨折

继发或原发性肿瘤　　　　　　　　　　　　腰大肌脓肿

炎症性关节炎

一、肌腱和肌肉损伤

髋部周围软组织与其他骨骼肌肉系统损伤一样。肌肉突然收缩、外伤及复发性或慢性损伤均可引起损伤。

（一）治疗的一般原则

1.急性肌肉和肌腱损伤

急性损伤的快速处理原理为"POLICE"原则，包括保护（protection），最佳负荷（eptimum loading），冰敷（ice），加压包扎（compression）和辅以简单的镇痛药后抬高患肢（elevation）。伤后前48小时内需要保护患肢，患者应避免病情加重的活动，严重的情况下可能需要使用拐杖。可通过使用绷带、富有弹性的袜子或短裤对臀部周围的组织结构进行加压包扎。

损伤发生后的最初阶段，最佳负荷是使受损的结构减少负重。而随着损伤的逐渐恢复，可通过增加运动范围、力的大小、拉伸强度、速度和功能等进行加载负荷，其目的是使受损的结构恢复功能，患者可以完全无痛的活动。

当髋关节、膝关节和脊柱关节可以无痛主动运动，未受累的主要肌群可以无痛静态收缩，以及患者可无痛维持体态和步态时，即可开始分级渐进康复。大约48小时后，可以增加髋关节的活动范围，受累收缩单元可以开始收缩锻炼，同时，也可进行本体感觉锻炼，但以上这些锻炼均应在无痛的前提下进行。在接下来的几天至几周时间内，渐进式康复的内容包括开链和闭链运动，偏心和向心力量强化及受损结构在运动速度、方向、加速度、减速度和伸展等方面的交替锻炼。

2.慢性和复发性肌腱炎

髋部慢性和复发性肌腱炎与肌腱结缔组织的退行性改变有关。这可能是急性损伤治疗效果不佳或继发于生物力学超负荷导致的结果。虽然缺乏针对髋部的相关研究，但其治疗原则可以借鉴其他肌腱炎，即起初调节活动量，逐步加载负荷和健身训练。辅助治疗如皮质类固醇注射、NSAIDs和冲击波治疗（碎石术）均可用于促进康复。自体血液或血小板富集血浆注射的方式未在髋部进行测试。

（二）内收肌肌腱炎

1.病史

急性内收肌损伤通常发生在足球运动员身上，往往在快速变换方向过程中突然出现腹股沟区的疼痛。如果患者可以继续活动，患者在做加速/减速、侧切动作或在不平的地面奔跑时会出现疼痛加重。

复发性或慢性内收肌相关的腹股沟疼痛无论是诊断还是治疗可能都是有困难的。需要与该疾病相鉴别的疾病包括髋关节撞击综合征、髋关节骨关节炎、疝气、耻骨炎、应力性骨折、腰大肌肌肥病、滑囊炎，以及脊柱、骶髂关节或内脏引起的牵涉痛等。

2.体格检查

内收肌最常累及其耻骨起点处或肌肉肌腱联合处。触诊受累部位，患者会自觉疼痛。

当急性期疼痛缓解后，全髋关节的活动就可立即开始。患者髋部内收肌在做抗阻力收缩动作和伸展动作时，可能会出现疼痛。同时，需要对这类患者的脊柱、骨盆、骶髂关节和耻骨联合进行更广泛的检查。

3.影像学检查

对于单纯急性损伤的患者，除非治疗无效，否则不需要进行常规实验室检查。超声扫描可清楚地显示肌腱损伤，这有助于与疝气相鉴别。骨骼闪烁显像可以区分耻骨骨炎时出现的活性骨转换，其也可在内收肌肌腱损伤时出现。对于慢性损伤的患者，可能需要进行包括MRI在内的一系列检查，以排除其他可能会引起疼痛的病因。

4.治疗

治疗原则已在本章前面部分进行了概述。研究表明，一项旨在改善盆骨、髋部和内收肌稳定性的8~12周康复计划可明显改善运动员内收肌慢性疼痛的预后（专栏9.2）。

专栏9.2　内收肌肌腱炎的康复方案

模块I（前2周）

1. 患者仰卧，将足球放置在双足之间，夹球静止内收；每次内收30秒，重复10次。
2. 患者仰卧，将足球放置在双膝之间，夹球静止内收；每次内收30秒，重复10次。
3. 患者腹部用力，分别做上半身与地面垂直和非垂直的仰卧起坐；5组，每组重复10次。
4. 患者仰卧，同时髋关节屈曲，双膝盖夹住足球，做腹部用力地仰卧起坐（折刀样运动）；5组，每组重复10次。
5. 摇摆板平衡训练5分钟。
6. 患者单腿站在滑板上，另一条腿与之平行，而后上抬至90°；5组，每组双腿各1分钟。

模块Ⅱ（从第3周开始；模块Ⅱ在每一训练步骤进行两次）

1. 患者侧卧，做腿部外展和内收动作；5组，每一动作重复10次。
2. 患者俯卧于沙发的尾部，做下腰部伸展练习；5组，每组重复10次。
3. 单腿负重外展/内收站立；5组，每组每条腿重复10次。
4. 患者腹部用力，分别做上半身与地面垂直和非垂直的仰卧起坐；5组，每组重复10次。
5. 单腿协调运动，患者屈曲和伸展膝部并以同样的节奏摆臂（单腿越野滑雪）；5组，每组每条腿重复10次。
6. 患者在侧向运动"设备"（在上下弯曲的摇摆底座上；患者站在沿底座上部轨道横向摇摆的平台上）进行训练5分钟。
7. 摇摆板平衡训练5分钟。
8. 滑板上做滑冰动作；5次，每次连续活动1分钟。

对治疗无效或不能确诊的复杂病例，应考虑转诊接受进一步检查。

（三）髋关节屈肌肌腱炎

1.病史

腰大肌起自腰椎体侧面及横突，止于股骨小转子，这一解剖关系就决定了其损伤后可以引起背部疼痛和腹股沟疼痛，但是患者通常在主动髋关节屈曲时出现髋关节的深部疼痛，例如，在踢足球或爬楼梯的时候。

在全髋关节置换术后，假体也可能直接撞击肌腱造成肌腱损伤。腰大肌过度使用、无力或短缩也可引起患者疼痛。腰大肌腱鞘可与髋关节相交通，因此也不会出现影响这些结构的混合性病变，如腰大肌脓肿。

非急性发病患者，如果出现急性和不明原因的症状，特别是伴随全身性疾病或发热等，应考虑腰椎间盘炎或腰骶脓肿的可能。腰大肌肌腱损伤在儿童和青少年并不常见，因此应排除其他可引起疼痛的原因，例如，骨突炎、激惹髋、Perthes病、股骨头骨骺滑脱症，撕脱骨折和应力性骨折等。

2.体格检查

触诊肌腱附着小转子处会出现压痛。

髋关节被动伸展可能会受限并伴疼痛。Thomas试验可以进一步评估腰骶部和髋关节前方其他结构的紧张度（图9.1）。

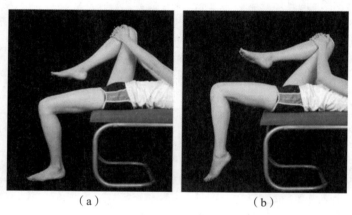

（a）　　　　　　　　　（b）

图9.1　Thomas试验

患者髋关节屈曲90°，然后对抗髋关节屈曲，患者将再现相同的腹股沟疼痛。患侧肢体回放到检查床过程中，患者会感觉到腰大肌肌腱"哐"的一声撞到股骨头上。

3.影像学检查

腰椎和盆骨的MRI检查不仅可以评估腰大肌的情况，而且有助于找到腰椎和腹部疼痛的其他病因。

4.治疗

急性和慢性髋部肌腱损伤的治疗原则如上所述。

对于腰肌肌腱炎的患者，应着重解决骨盆和脊柱肌肉不稳定性的问题。同时，可根据实际情况，选择腰椎推拿疗法、软组织松动术、髋前部韧带拉伸和如上所述的分级强化方案。在难治性病例中，影像学引导下腰大肌注射可能在诊断和治疗方面有用。

（四）腘绳肌肌腱炎

1.病史

腘绳肌突然收缩引起的损伤是下肢最常见的软组织损伤。在许多运动中，特别是跨栏、短跑、曲棍球和足球等，该类损伤均较高发，占所有损伤类型的12%。复发性或慢性腘绳肌损伤可以累及其肌腹或坐骨结节的肌腱起点。

患者常可自行正确定位病损的部位，特别是症状突然发作的情况。大腿后部疼痛急性发作通常出现在短跑的冲刺阶段。患者可能因此无法继续活动，同时，在24小时内损伤部位可能会出现大面积的瘀伤/血肿。

虽然该类损伤容易诊断，但对于慢性起病的患者，应考虑到腰椎和骶髂关节牵涉痛的可能。另外，起自坐骨的疼痛也可能是坐骨滑囊炎与腘绳肌损伤共同引起的。在青少年中，坐骨结节的骨突炎或撕脱可以出现与急性腘绳肌损伤类似的症状。

血管性间歇性跛行也会引起大腿后侧运动相关性疼痛。

2.体格检查

对于急性肌腹损伤的患者，可以在大腿后侧观察到广泛的瘀伤。患者表现为不敢牵拉腘绳肌，所以在其行走时，伸膝及屈膝均受限。

触诊损伤部位，患者可自觉压痛，且当肿胀消失后，在肌肉撕裂部位可触及一明显的间隙。

无论急性还是慢性病例，直腿抬高均会受限，且可出现疼痛。在髋关节伸展和膝关节屈曲时，对抗腘绳肌收缩可产生疼痛，并且在损伤部位也可存在压痛。

3.影像学检查

通常不把实验室检查作为常规检查，但超声波扫描可以确认损伤的部位和程度，并对诊断性或治疗性注射疗法有指导意义。另外，MRI检查可清楚观察到肌腱的收缩情况，并可提供有助于鉴别诊断的其他信息。

4.治疗

急性和慢性髋部肌腱损伤的治疗原则如上所述。急性损伤的患者应快速采取"POLICE"方案，轻柔地横向按摩、包扎和分级康复等措施，以确保损伤快速、完全康复并可防止损伤由急性转为慢性。

在损伤恢复的后期，或在慢性损伤病例中，可建议患者进行臀大肌和大收肌强化训练与离心肌肉训练，如北欧腘绳肌离心训练（图9.2）。当患者髋关节和膝关节的活动、同心和离心肌肉力量完全恢复，并且能够在训练中完成所有动作时，方可重返竞技性运动赛场。

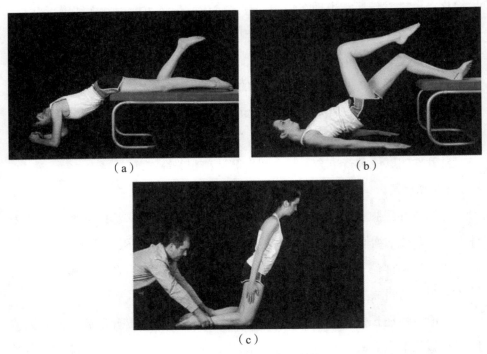

图9.2　北欧腘绳肌离心训练

5.临床提示

腘绳肌起点损伤通常在运动员身上较常见，而患者的年龄可能是影响患者是出现坐骨的撕脱性骨折还是单纯腘绳肌肌腱撕脱的因素。由于上述损伤比较罕见，因此患者起初就诊时通常被误诊为单纯的腘绳肌"拉伤"，这就可能会导致症状持续存在。通常，X线和（或）MRI检查均可确诊。

（五）大转子腱鞘炎和滑囊炎

1.病史

该疾病是导致爱好运动的年轻人群出现髋关节疼痛的一个较为常见的病因，多由于过度使用引起的，且在出现疼痛的同时也可能会伴有髂胫束的"痉挛"，但是，其在久坐的老年人群中更常见。越来越多的证据表明，如果患者没有臀肌肌腱炎症状而单纯出现大转子滑囊炎的情况较为罕见，因此现更多的使用大转子疼痛综合征来描述大转子腱鞘炎和滑囊炎及来自脊柱和骶髂关节的牵涉痛。

通常患者在不适应的运动后会注意到一侧逐渐发作的髋关节疼痛。同时，攀爬楼梯或斜坡会出现症状加重，可能有时会因患者侧卧于患侧时因疼痛而影响睡眠。

2.体格检查

可以观察到Trendelenberg步态或Trendlenberg试验阳性：患者单独以患侧肢体站立时，由于臀肌力量不足以支撑患肢维持体重而会出现对侧的骨盆下垂（图9.3）。

触诊大转子外侧或后方，患者会出现压痛。由于臀部结构受到牵拉或压迫，因此，患肢直腿抬高、外旋、屈曲和内收等髋关节被动活动可能无法达到正常程度。患者在对抗髋关节外展时可能会出现疼痛，且肌肉力量减弱。

3.影像学检查

超声检查不仅可明确肌腱的撕裂程度和大转子滑囊内是否存在液体等情况，而且可同时进行影像引导下注射。MRI检查也可提供类似的信息。

4.治疗

首先需要通过逐级康复方案加强臀部肌肉的力量，同时结合其他锻炼提高骨盆和脊柱的核心稳定性。如果病程较短，在大转子行短期类固醇/局部麻醉剂注射可以有效地缓解疼痛。在一些康复中心，对于顽固病例也可能会考虑使用冲击波治疗。但无论采用何种治疗，均应考虑到脊柱和生物力学因素的相关治疗。

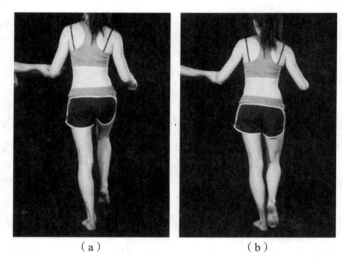

（a）　　　　　　　　　　（b）

图9.3　Trendelenberg 试验

（六）梨状肌撞击综合征

梨状肌是臀部的深层肌肉，起自骶骨前面的外侧面，由坐骨大孔穿出，止于股骨大转子，此肌主要是协同其他肌肉完成大腿的外旋动作。正如上述解剖所述，大多数人的梨状肌位于坐骨神经的浅层，但约10%的患者因坐骨神经出骨盆时行径变异，穿行于梨状肌内，其很容易导致神经的撞击症状，引起臀部局部疼痛和牵涉痛，并可引起坐骨神经支配区域的感觉异常。臀部创伤性软组织损伤也可引起类似的症状。

梨状肌综合征是对骨盆和臀部区域引起存在非特定出发压痛点的一类病的全称描述。因此，应该尽全力找到引起疼痛的根本病因。其可能是来自脊柱和骶髂关节的牵涉痛或继发于髋关节深部外旋肌的无力、僵硬或过度使用等，通常与脊柱和骨盆稳定性差及较强臀肌的活动减少有关。

1.病史和体格检查

梨状肌撞击综合征可能是臀部的创伤引起的，可引起疼痛，有时也伴有小腿和足部的感觉异常。患者采取坐位或髋关节屈曲和内收使得梨状肌受到牵拉时，如盘腿而坐常可引起症状。如果在坐骨大切迹处触诊坐骨神经可产生类似症状，则应高度怀疑梨状肌撞击综合征。

在梨状肌综合征中，病史对诊断的作用通常不是很大，且患者虽可感觉到臀部弥漫性疼痛，但通常不会主诉感觉异常。触诊臀肌和骶骨侧缘与大转子之间的臀部外旋肌，可找到压痛触发点。

被动髋关节屈曲、内收和内旋牵拉梨状肌时，患者可产生类似的疼痛。抵抗髋关节外旋动作可刺激所有的外旋肌，因此也可再现上述疼痛症状。

2.影像学检查

MRI或CT扫描时，如果发现梨状肌的大小不对称提示存在梨状肌撞击综合征。如果考虑坐骨神经撞击综合征，但撞击的部位不确定，行肌电图检查有助于明确诊断。

3.治疗

对于梨状肌撞击综合征的病例，活动软组织及梨状肌和臀肌牵引等措施可很好地缓解症状。难治性病例中可以考虑其他检查和手术探查。总之，对于梨状肌综合征的患者，所采取的治疗措施均是针对根本病因如腰椎移位、肌无力或肌紧张等进行治疗。

二、其他髋部疾病

（一）感觉异常性股痛

1.病史

股外侧皮神经通过腹股沟韧带的下方，在髂前上棘下穿出大腿的阔筋膜，因受压常可引起其支配区域明显的感觉异常，这被称为感觉异常性股痛。外伤，肥胖和紧身衣服的直接压迫可能是该疾病的诱发因素。

2.体格检查

患者主要表现为大腿前外侧明确的感觉异常，但无运动障碍。在髂前上棘内侧触诊股外侧皮神经可能会出现同样的症状（图9.4）。

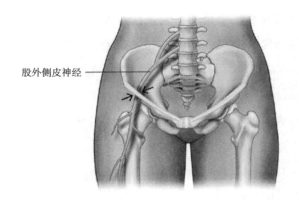

股外侧皮神经

图9.4　大腿外侧感觉异常的分布

3.影像学检查

如果诊断明确，不需任何影像学检查。但是，超声扫描有助于明确腹股沟韧带和该神经的解剖变异情况。

4.治疗

一旦致病因素被去除，症状就可以随着时间的推移而得到缓解。影像学引导下在腹股沟韧带下方神经穿出处注射类固醇药物和局部麻醉剂进行封闭通常可治愈。

（二）髋臼盂唇损伤/股骨髋臼撞击综合征

1.病史

近年来，学者逐渐认识到许多50岁以下的成年人髋关节疼痛用传统的发病机制无法解释。提出了股骨髋臼撞击综合征可能与股骨头－颈连接处（Cam型）或盂唇损伤（Pincer型）而引起的形态学变化有关（图9.5）。

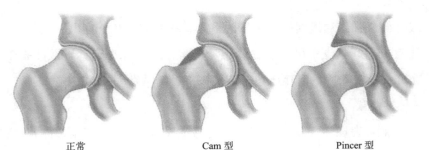

正常　　　　　　　　　Cam型　　　　　　　　Pincer型

图9.5　凸轮型撞击（Cam型）和钳夹型撞击（Pincer型）

患者的主诉是腹股沟和（或）髋关节外侧疼痛，特别是当髋关节屈曲时，如坐位、蹲位，症状明显。起病可能与创伤有关，但是逐渐起病最为常见。

2.体格检查

在体格检查中，髋关节屈曲、内收和内旋均可出现疼痛（图9.6）。

3.影像学检查

X线片可能观察到股骨头－颈交界处的异常，但疾病早期往往难有阳性发现。MRI关节图检查不仅可提供骨形态和髋臼盂唇的详细信息，而且可排除其他相关疾病。

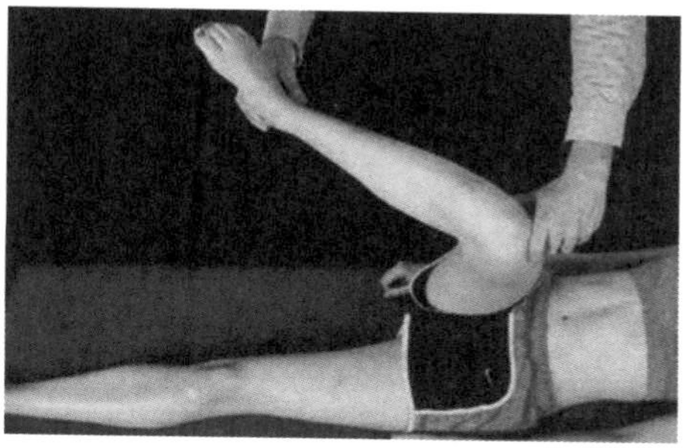

图9.6 髋关节屈曲、内收和内旋试验

4.治疗

初步治疗通常采取保守治疗。物理治疗的主要目的是解决运动异常和肌肉不平衡问题。如果上述治疗方案无效，可在影像学引导下进行类固醇药物和局部麻醉剂注射治疗，该方法对该疾病的诊断和治疗均有益。另外，越来越多顽固性病例采用髋关节关节镜下手术治疗。

（三）髋关节骨关节炎

1.病史

虽然该疾病不属于软组织损伤类疾病，但髋关节骨性关节炎应该在髋关节疼痛的鉴别诊断中进行考虑。该疾病在中老年人群中较为常见，其主要表现为腹股沟、臀外侧等部位的疼痛，可放射至大腿、膝关节和胫骨的前方。

2.体格检查

体格检查可发现患者在跛行过程中可出现明显的疼痛，且在由坐至行走的前几步症状最为明显。髋关节活动范围受限，特别是内旋、屈曲和外展时，受限明显。

3.影像学检查

骨盆X线片检查可明确诊断（图9.7）。

4.治疗

英国国家卫生与保健评价研究院出版了该疾病的治疗指南（2008年）。在治疗初期阶段，可推荐患者采取缓解疼痛、减肥和运动等治疗措施。当保守治疗不足以缓解疼痛时，可考虑全髋关节置换术。

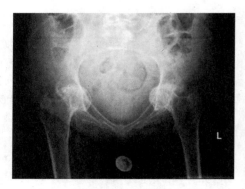

图9.7　髋关节骨性关节炎的X线片

拓展阅读

Bleakley CM, Glasgow P, MacAuley DC. PRICE need updating, should we call the POLICE? *Br J Sports Med* 2012; 46: 220–221.

Brukner P, Khan K. *Clinical sports medicine*, 4th edn. McGraw-Hill Medical, Australia, 2012.

Hattam P, Smeatham A. *Special tests in musculoskeletal examination*: *an evidence-based guide for clinicians*. Churchill Livingstone, London, 2010.

Holmich P, Uhrskou P, Ulnits L *et al*. Effectiveness of active physical training for long standing adductor related groin pain in athletes: a randomised trial. *Lancet* 1999; 353: 439–443.

National Institute for Health and Care Excellence (NICE). *The care and management of osteoarthritis in adults CG*59. NICE, London, 2008.

第十章　膝关节软组织损伤

Paul M. Sutton

概述

1. 本章主要概述了膝关节损伤的病史采集和体格检查。
2. 急性膝关节损伤的分类。
3. 阐述了交叉韧带损伤、副韧带损伤和髌骨脱位的治疗方法。

一、引言

膝关节由于其关节窝浅，相对缺乏骨性束缚，周围组织结构复杂等特点，特别容易受到损伤，尤其是膝关节周围软组织。研究表明，即使是严重的膝关节软组织损伤经仔细检查后仍可能会出现漏诊和误诊。还有研究表明，严重的软组织损伤如果得不到正确的治疗可能会引起本可预防的损伤进一步加重。本章重点介绍常见的膝关节软组织损伤。

二、膝关节损伤的诊断流程

（一）病史

透过损伤的机制往往能够了解到患者可能出现的病理性损伤。其中，运动损伤是软组织损伤一个特别常见的病因。伤后如果出现关节迅速肿胀即代表关节积血的形成。关节真性交锁和真正的打软腿应该与假性交锁和功能性打软腿区别开来。真性交锁时，患者常感到"咯嗒"一声，伤膝立即像有东西卡住了不能动弹，称为"交锁"，而且非常痛，经同伴扶起来的时候，又无意中听到"咯嗒"一声，膝关节立即恢复伸屈，称为"开锁"，疼痛也随之减轻。假性交锁是指患者突然出现疼痛，膝关节难以屈曲和伸展；但是，这些症状可逐渐缓解，不会出现真性交锁那种突然地机械性解锁。假性交锁往往由疼痛引起的，且通常见于骨关节炎患者。真正的打软腿通常会出现在患者突然改变方向的过程中，例如，运动中转身动作或在不平坦的地面上行走时，这通常是韧带损伤引起的。功能性打软腿与患者股四头肌无力或疼痛有关，患者可自感膝关节"软弱"。患者直线运动也会出现此症状，但不会跌倒。

既往疾病或损伤史也会提供重要信息。

（二）体格检查

按照视诊、触诊和活动患处的顺序进行检查。如果患者出现膝关节疼痛，则也需要对其髋关节进行检查，因为在这种情况下最容易出现误诊。尽管下面会讨论每种损伤的特异性检查，但应首先明确专栏10.1中的检查要点。

> **专栏10.1　急性膝关节损伤体格检查要点**
>
> 患者能走路吗？
> 是否存在畸形？
> 是否存在特异性的骨性压痛？
> 是否存在积液？
> 患者是否可以直腿抬高？
> 患者是否存在韧带不稳定的体征？
> 肢体远端脉搏、感觉和力量是否正常？

（三）影像学检查

大多数严重的膝关节损伤均需要行X线检查。然而，渥太华膝关节准则（Ottawa knee rules）建议，如果患者年龄小于55岁，受伤时可以支撑体重且在急诊室可行走4步，或者膝关节可以屈曲达到90°，且在腓骨头或髌骨处没有压痛，则不需立即接受X线检查，但如果症状恶化，应告知患者及时就诊。

（四）膝关节损伤的诊治流程

图10.1概述了膝关节损伤的就诊方案，这只是指导建议，还需根据病史、体格检查和X线检查等结果对患者进行针对性治疗。

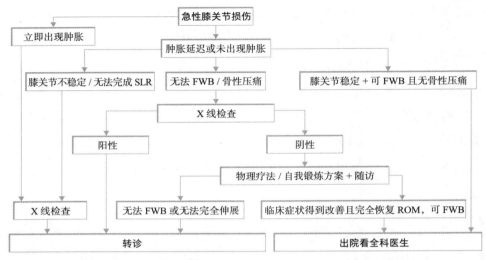

图 10.1　膝关节损伤的分诊流程。FWB（full weight bear），完全支撑体重；
ROM（range of movement），运动范围；SLR（straight leg raise），直腿抬高

三、交叉韧带损伤

前交叉韧带（anterior cruciate ligament，ACL）位于膝关节内的髁间窝。起自胫骨平台骨髁间棘，斜行后上，止于股骨外侧髁的内侧面。后交叉韧带（posterior cruciate ligament，PCL）也位于膝关节内的髁间窝，起自胫骨髁间隆起，斜行前上，止于股骨内侧髁前外侧面。ACL 在 PCL 的前方跨越 PCL，并一起形成一个交叉结构（图 10.2）。

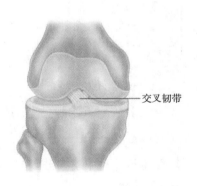

图 10.2　交叉韧带

这些韧带是协同作用的，可限制膝关节的过度运动。两条韧带共同维持膝关节的稳定。其中，PCL 要比 ACL 粗大致密。它的主要作用是防止胫骨相对于股骨后移。而 ACL 不仅可防止胫骨相对于股骨的前向运动，更重要的是有助于维持膝关节的旋转稳定性。

（一）ACL损伤

1.病史

ACL损伤是比较常见的，且经常出现误诊。这种伤害通常发生在涉及跳跃着地或骤然改变方向的体育运动中。ACL损伤典型的损伤机制是患者受到了外翻和外旋的力，患者自称为"扭伤"。

可能还存在其他容易引起扭转的机制，例如，患者安装了义肢，或者患者突然跌倒，患者本人往往可听到帛裂声，同时会有撕裂感，继而膝关节无法正常活动并突然出现明显的膝关节疼痛，此时，患者难以承重，无法继续运动。

ACL血管丰富，因此在损伤后极易出血，导致关节积血，患者可以观察到膝关节迅速肿胀。这一点与其他软组织损伤截然不同，虽然其他软组织损伤通常不会引起急性出血，但可能会由于炎症和反应性滑膜炎等引起损伤部位逐渐肿胀。

2.体格检查

膝关节前抽屉试验是检测ACL损伤的经典试验。但该试验存在很高的假阴性率。研究表明，前抽屉试验的敏感度可能低至50%。目前认为，检查ACL功能较准确的试验是Lachman试验（图10.3）。检查手法与前抽屉试验相似，唯一的不同是施于胫骨的向前的力使患者膝关节屈曲10°~20°而非90°。注意前移的程度和是否存在"终点"。同时，需要比较损伤侧和健侧膝关节之间的活动程度。急性ACL损伤时，患者可能由于疼痛和保护性痉挛等而难以进行临床评估。如果怀疑患者患有ACL损伤，那么，医生需要建议患者尽早复查，并考虑采用对急性ACL损伤敏感度较高的MRI检查。

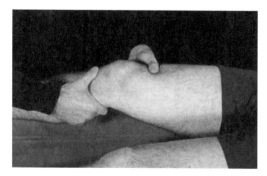

图10.3 Lachman试验。需要注意膝关节的屈曲程度和手的位置，以使得向前的力施于胫骨的近端

3.治疗

ACL损伤初期治疗的主要目的是尽可能快地减轻肿胀和完全恢复膝关节的活动范围和肌肉功能，以预防继发性的肌肉萎缩。建议采取简单加压包扎、止痛和常规冰敷等措施。拐杖对缓解疼痛也可能是有帮助的，但是否需要采取该措施还应遵从早期转诊物理治疗师和专家的意见。一般不需立即进行外科手术干预，而且一些患有ACL损伤的患者根本不需要手术治疗。但如果已经进行了适当康复治疗，仍存在持续的不稳定症状，这类患者可能需要手术治疗。手术通常采用生物移植物重建损伤韧带的方法，且该法常可恢复受损部位的功能。

（二）PCL损伤

PCL韧带损伤发生率远远低于ACL损伤。通常是屈膝位胫骨近端受到由前向后的暴力作用导致的，例如，发生交通事故时，胫骨撞击仪表板就可造成此类损伤。PCL是位于膝关节内的滑膜外结构，所以虽可有血管破裂，但可能不会出现关节腔积血，血肿可能会沿破裂孔隙进入小腿而导致小腿明显的皮下瘀斑。与ACL损伤相比，PCL破裂的患者在损伤初期往往症状并不严重。运动相关的PCL损伤后，患者通常无法继续运动，甚至可能支撑身体都较为困难。该损伤通常可以通过临床检查得到确诊。检查PCL损伤的最简单方法是将膝关节屈曲90°，并从侧面观察膝部，需要特别注意的是胫骨近端和胫骨结节等部位（图10.4）。PCL损伤后，患侧胫骨近端与健侧相比，可能会出现明显的下陷。该检查方法也可能需要配合向后推胫骨近端来证实，这也称为后抽屉试验。

对于单纯性PCL损伤的患者，主要的治疗方法是非手术治疗。早期治疗的目的是改善患处肿胀并逐渐恢复运动，然后进行正式的股四头肌肌肉强化训练。PCL损伤有可能会完全治愈，但患者可能需要连续3个月使用保护性支架进行辅助。手术在治疗单纯性PCL撕裂方面的作用是有争议的，但也有证据表明，手术治疗比非手术治疗的效果更好。

当评估交叉韧带损伤时，应排除其他相关韧带的损伤，因为ACL和PCL损伤的同时可能会合并其他损伤。任何膝部损伤，当提示多发性韧带损伤时，膝部应予以固定，并及时寻求相关专家的治疗意见。多发性韧带损伤可导致胫股关节完全性脱位，尽管这种损伤比较罕见，但可能会因自发复位而被漏诊。大多数这种损伤的患者存在严重的关节不稳定，并且伴发风险较高的腘动脉损伤的并发症，同时，这是一种肢体并发症。

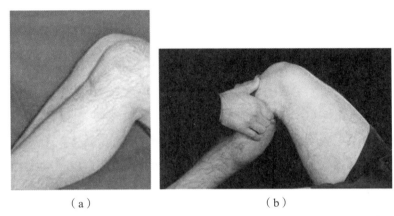

（a）　　　　　　　　　　（b）

图10.4　PCL损伤的检查。注意胫骨近端后侧是否存在明显松弛（a）
和向后推胫骨近端来进行后抽屉试验（b）检查

四、膝关节内侧副韧带损伤

膝关节内侧副韧带（medial collateral ligament，MCL）起于股骨内上髁的骨质突出，穿过膝关节内侧，止于胫骨近端的前内侧。该韧带可从内侧限制胫骨股骨之间的关节异常过伸。这是一个多种功能组成的复杂结构，其在膝关节不同程度的屈曲动作中均起作用。

（一）病史

清楚地了解有关损伤机制的病史是诊断MCL损伤的关键。MCL是最常见的膝关节韧带损伤，这种损伤是膝关节受到强大的外翻力引起的。这可能由肢体远端或足部外侧受到暴力而引起，如滑雪损伤。也可能由在承重腿部的膝关节外侧受到向内应力引起，如接触性运动时受到的冲击损伤。

（二）体格检查

由于MCL属于关节外结构，因此在患处出现明显的关节积液是不太常见的，如果注意到这种情况可能提示存在其他相关的损伤，如ACL损伤。但在膝关节内侧往往可以观察到局部的肿胀。该韧带任何一点均可能出现损伤，但在损伤部位疼痛和压痛最明显。医师可以通过使膝关节稍屈曲并施加外翻应力来评估MCL的完整性（图10.5）。当在已损伤的MCL上施加外力时，患者将出现疼痛，这有助于确诊。同时，应与健侧膝关节比较该韧带的松弛程度。1度MCL损伤韧带不会出现明显的松弛：这可能被认为是轻微的扭伤性损伤。2度MCL损伤韧带会出现轻度至中度松弛，但存在一点，韧带可抵抗进一步的异常活动，这一点也称为终点，这种损伤可能被认为是MCL的部分撕裂。3度MCL损伤韧带出现明显的松弛，也无限制异常活动的终点。这种损伤为MCL的完全断裂，并且经常伴发其他韧带损伤，最常合并的是ACL损伤。

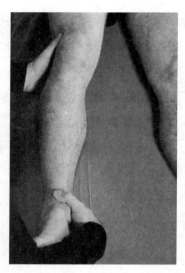

图10.5 评估MCL的完整性。注意控制膝关节的手的位置，另一手施加使关节外翻的力

（三）治疗

MCL损伤的首要治疗目的是减轻炎症和恢复运动，可以通过咨询医生、进行冰敷和早期物理治疗来实现。所有类型的MCL损伤都有可能自愈，并且不影响患者的功能。但是，3度损伤需要采取保护性措施以促进患处愈合。患侧膝关节通过佩戴铰链式膝关节支具（图10.6）可实现这一作用。佩戴后，允许患者全身承重，但患者膝部应采取何种活动量是有争议的。笔者认为，患者可以进行膝部全方位的运动。

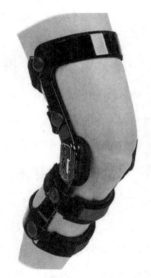

图10.6 简式铰链式膝关节支。具既能保证患膝活动，又能保护MCL

单纯性的MCL损伤基本不需要手术治疗。但是，MCL损伤的同时如果伴发其他相关韧带的损伤，那么，可能需要外科手术进行干预。

五、膝关节外侧副韧带损伤

膝关节外侧副韧带损伤（lateral collateral ligament，LCL）位于膝关节的外侧，起自股骨外上髁，向下止于腓骨头的外侧面。它是一个直径只有几毫米的小结构，主要功能是对抗膝关节的内翻应力。单纯的LCL损伤并不常见，一旦损伤常常伴发其他相关韧带的损伤。LCL完全断裂时，出现腓总神经损伤的风险也较高，如果损伤该神经，主要临床表现为足下垂。

（一）病史

通常，通过损伤机制、患者膝关节外侧疼痛和可能的不稳定症状方可做出LCL损伤的诊断。患者腿部存在强力内翻受伤史时，应想到这种损伤的可能。

（二）体格检查

LCL位于关节外，因此其损伤后出现的肿胀症状通常只局限于膝部的外侧，一般不会出现关节积血的体征。沿损伤韧带走行方向有固定压痛。向患膝内侧施加内翻应力时，患者会出现膝关节外侧疼痛，同时，也可能会有松弛感。评估韧带的松弛程度最好在膝关节屈曲20°~30°时进行，损伤越严重，韧带也会越松弛。

（三）治疗

急性损伤后LCL松弛的治疗应包括用夹板保护膝关节，并及时转诊去寻求专家的治疗意见。与MCL相比，LCL几乎没有自发愈合的潜力，并且对于严重的LCL损伤，通常建议早期手术。早期手术可以促进早期韧带修复或促进撕裂韧带黏合。如果推迟2~3周，那时瘢痕组织已经形成，再进行手术可能是比较困难的，甚至可能需要韧带重建。韧带黏合的结果通常优于晚期的韧带重建。然而，无论采取哪种治疗措施均不如MCL损伤治疗方案可靠，且该韧带损伤恢复正常功能是不常见的。

六、内侧半月板损伤和外侧半月板损伤

半月板是一个C形的纤维软骨结构，附着于膝关节的外周，其上面与稍呈凸状的股骨髁相吻合，下面与相对较平坦的胫骨平台相接。半月板具有数个重要功能，但是最主要的功能是增加胫骨和股骨表面在关节处的接触面积。应力是载荷和表面积的乘积，因此增加接触面积可减少关节软骨上载荷。半月板损伤既可发生在健康人身上，也可出现在半月板发生退行性改变的患者身上。半月板病变在膝关节不稳定的患者中也比较常见，例如，出现在ACL损伤后。

（一）病史

正常半月板的损伤一般具有明显外伤史，通常出现在年轻患者身上。典型的损伤机制是身体在承重情况下，膝关节屈曲且伴有扭转动作时，这类损伤通常会导致损伤半月板的关节线局部的急性疼痛。损伤表现出相对较轻微的症状，因此作为运动员可能会尝试继续比赛，并且常可承受自身体重。这与其他严重的运动相关性韧带损伤后，例如，ACL破裂后，功能立即丧失形成鲜明对比。

退行性半月板撕裂通常见于35岁以上的患者。因为半月板出现异常，这使得半月板很容易受到损伤，并且即使无害性的外伤也可能会引起半月板撕裂，因此患者可能不会觉察到这类损伤。这类撕裂损伤通常是没有症状的，但是如果出现症状，通常在活动后出现疼痛加剧，特别是涉及膝关节扭转的一些活动。退行性半月板撕裂的患者也可见到关节积血。

（二）体格检查

半月板相对无血管，血管只连接到达半月板的周边。因此，除半月板边缘撕裂外，关节明显的出血是较罕见的，所以，大多情况下患处肿胀是反应性滑膜炎引起的。

半月板撕裂患者通常在半月板撕裂部位存在局部性的关节线压痛，同时会有积液。少数患者由于半月板碎片嵌于关节内将出现机械症状，这通常被

称为锁定或交锁感。

（三）治疗

具有正常半月板的年轻患者如果出现半月板撕裂，通常需要在关节镜下将部分破裂的半月板切除（半月板切除术）或进行半月板修复。关节镜下行半月板切除术的目的是，尽可能去除最少量的半月板组织来缓解症状并尽量保留半月板的功能。尽可能选择半月板修复术，而不是半月板切除术。研究表明，早期进行半月板修复可提高半月板的保存率，因此应建议患者尽早去寻求专家的治疗意见。对于膝关节交锁的患者，建议其紧急转诊。半月板的血管分布较差，因此半月板的修复通常仅限于存在血管的半月板周边撕裂伤，这类撕裂的愈合率约为70%。在半月板修复失败后，一部分患者将需要进一步手术治疗，通常是行半月板部分切除术。

在老年患者中，X线检查对排除骨关节炎很重要，骨关节炎与半月板损伤的某些症状相似。退行性半月板撕裂的症状可能会随着时间的推移而自行缓解，未进行关节镜下半月板切除术的患者通常预后良好。

七、髌骨脱位

髌骨（膝盖骨）脱位是一种相对较常见的损伤，并且常常发生侧方移位（图10.7）。第一次脱位恢复后，髌骨关节内侧的稳定结构变弱，因此后续遇到即使较小的力也可引起髌骨脱位。所以，髌骨脱位复发是很常见的。

据估计，高达90%的患者存在导致髌骨脱位的易感因素。这些因素包括广泛性韧带松弛、胫股关节旋转对线不良、膝外翻（碰腿症）和髌骨关节本身的解剖异常等。髌骨关节解剖学异常是先天性的，往往具有遗传背景。这种发育异常可包括股骨远端前部滑车沟发育不良、小髌骨畸形或高位髌骨等。

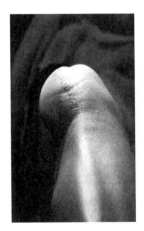

图10.7　髌骨脱位

（一）病史

髌骨脱位患者通常会出现膝部的急性肿胀和疼痛。许多患者可以清楚地意识到他们出现髌骨脱位的情况，但是有些患者对自己的病情并不十分清楚，他们会诉有扭伤史，伴突发疼痛，膝关节感觉活动异常。该病的病史可能会与ACL损伤有关的损伤史相似，因此需要仔细检查以鉴别这些疾病。

（二）体格检查

在急性脱位之后，常见症状为关节积血，疼痛和压痛部位集中在受损的软组织内侧。在内收肌结节处可以检查到压痛点。这一解剖学结构与内上髁毗邻，并且也是限制髌骨的一条重要韧带即内侧髌股韧带的起点。髌骨恐惧试验是一项非常有效的检查方法，屈曲膝盖约20°，轻轻地向髌骨施加横向力。检查者用拇指向外推髌骨，如果患者的髌骨不稳定，那么，患者通常会通过外旋髋关节来抵抗这一动作，同时表现出担心髌骨可能脱位的恐惧或不适，这一表现即为髌骨恐惧试验阳性。

（三）治疗

与其他关节脱位一样，如果髌骨仍处于脱位状态，首要的治疗是让髌骨复位。常可通过使膝关节伸展进行手法整复，必要时，可向内推动髌骨外复位髌骨。同时，须行X线检查，以排除相关的骨折，一旦存在骨折，应进行紧急治疗。

单纯性的髌骨脱位应该鼓励患者早期进行功能恢复。目前没有证据表明，膝关节固定可降低进一步脱位的风险。关节肿胀、早期关节活动和物理治疗应咨询相关专家的意见。对于大多数髌骨脱位的患者，非手术治疗可基本满足治疗的需要，然而，这些患者易患慢性髌股部位疼痛。对于复发性髌骨脱位的患者，应建议患者转诊去看专科医生，而手术治疗可能是成功恢复患者髌股关节稳定性的最佳方案。

拓展阅读

Baker BS. Meniscus injuries. http://emedicine.medscape.com/article/90661-overview (accessed 15 December 2015)

Brukner P, Khan K. *Clinical sports medicine*, 4th edn. McGraw-Hill Australia, 2012.

DeBerardino TM. Medial collateral knee ligament injury. http://emedicine.medscape.com/article/89890-overview (accessed 15 December 2015)

Gammons M, Sherwin SW. Anterior cruciate ligament injury. http://emedicine.medscape.com/article/89442-overview (accessed 15 December 2015).

McRae R. *Pocket book of orthopaedics and fractures*, 2nd edn.Churchill Livingstone, London, 2006.

Millar M, Thompson S. *DeLee & Drez's orthopaedic sports medicine*, 4th edn. Saunders, 2014.

Wardrope J, English B. *Musculo-skeletal problems in emergency medicine*. Oxford University Press, Oxford, 1998.

第十一章　非创伤性膝关节疾病

Jim Wardrope 和 Paul M. Sutton

概述

1.概述非创伤性膝关节疼痛患者的病史采集和体格检查。

2.介绍了膝前疼痛、膝周滑囊、伸肌结构损伤和非创伤性膝关节肿胀的治疗。

一、膝前疼痛

膝前疼痛是一种常见疾病。爬楼梯时，髌股关节需要承受体重3倍的力（图11.1），而蹲位起立时可上升达体重的8倍。膝前疼痛的常见病因见专栏11.1。

胫骨粗隆骨软骨病又称奥斯古德-施莱特（Osgood-Schlatter）病，是指伴或不伴胫骨粗隆撕裂的炎性疾病。多见于青少年，可能会被过度诊断，骨骼成熟后不会发生。肌腱炎可出现在股四头肌和髌腱在髌骨的附着处。非常少见情况下，由于髌骨双分裂导致软骨连接处炎症而引起疼痛（图11.2）。

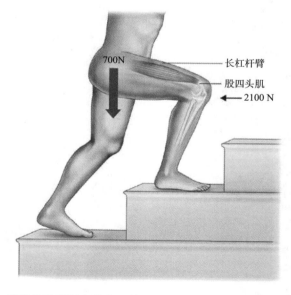

图11.1　膝关节受到很大的力。爬楼梯时髌股关节需要承受体重3倍的力

专栏11.1　**膝前疼痛的常见病因**

髌股关节综合征（有时也称为髌骨软骨软化症）
髌骨或股四头肌肌腱炎
髌腱末端病
髌股关节骨性关节炎
Osgood–Schlatter病

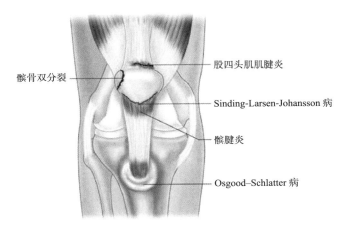

图11.2　股四头肌止点的末端病、髌骨双分裂、Sinding-Larsen-Johansson病、髌腱炎和Osgood-Schlatter病

（一）病史

患者往往有运动时膝前出现疼痛的病史。伸肌用力或髌股关节受力，例如，爬楼梯或蹲位起立时疼痛症状会加剧。患者一般没有创伤史。患者可能会有关节不稳定的感觉或出现功能性打软腿。这类情况往往是双侧的，而肌腱炎在运动员中很常见，尤其是参加有关跳跃项目的运动员。这类肌腱炎通常疼痛界限清楚并伴有压痛。另外，肥胖被认为是患髌股关节疼痛和骨关节炎的诱发因素。

（二）体格检查

主诉膝部疼痛，特别是膝部没有客观疾病体征，例如，肿胀时，应进行髋关节检查。股骨上端骨骺滑脱和股骨颈骨折可能仅存在膝部疼痛症状。如没有考虑到髋关节病变可能会在治疗上造成非常严重的漏诊。

髌股关节综合征的患者体格检查多为阴性，但也可有髌骨错位或股四头肌萎缩（特别是股内侧肌）的体征。患有肌腱炎的患者仔细触诊可定位肌腱或肌腱附着处病变的位置。虽有病变，但通常不会影响患者的活动。患肌腱炎和伴髌腱末端病的患者在抵抗伸展动作时可能会出现疼痛。

（三）鉴别诊断

首先排除髋关节病变。

实验室检查对诊断几乎没有帮助，但是如果疼痛持续时间已经超过6周或存在如夜间疼痛或关节肿胀等症状，则可行X线检查。如果怀疑肌腱撕裂或肌腱炎的诊断，则可以进行超声或MRI检查。

医生可根据患者的年龄和临床结果的提示做出诊断。年轻女性患者髌骨运动轨迹问题比较常见。运动员中，肌腱炎是比较常见的。而对于中老年患者骨关节炎更常见。比较少见的情况下，膝前疼痛可能是肿瘤或骨软骨炎引起的，因此如果症状持续时间较长或出现危险症状，则需行X线检查。

（四）治疗

治疗主要取决于诊断，但几乎上述所有疾病都可通过物理治疗来改善，可能包括肌肉不平衡的矫正、肌肉拉伸、绷带固定、穿戴矫形器或功能支撑等，肌腱炎应采用离心运动来治疗。许多物理治疗的干预措施，包括离心运动方案在内，均易掌握并作为患者自行治疗的方案。

二、滑囊炎

（一）引言

滑囊炎是一种比较常见的疾病。髌前和髌下滑囊炎常发生在跪地工作的人群中，例如，地毯装配工和管道工中最为常见。痛风是另一种常见的诱发因素。膝前的暴力损伤可能会导致滑囊的急性出血，或诱发炎症。有穿透性损伤时，应高度怀疑脓毒性滑囊炎（图11.3）。

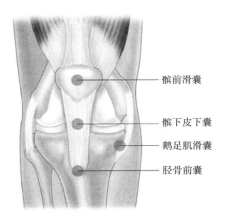

髌前滑囊

髌下皮下囊

鹅足肌滑囊

胫骨前囊

图11.3　膝关节囊的位置

鹅足肌滑囊是膝盖内侧的一个浅层滑囊，位于膝关节内侧韧带之上，即缝匠肌、股薄肌及半腱肌的联合腱止点与胫骨内侧副韧带之间。鹅足肌滑囊炎一般常见于骨关节炎的患者和身体负荷过大的肥胖患者，也可能继发于腘绳肌紧张。该病在糖尿病患者中也比较常见。

（二）临床表现

患者往往存在髌前区或胫骨粗隆处的非创伤性肿胀和疼痛病史。在患处周围常有红斑和发热表现，并伴有滑液囊上局部肿胀和压痛体征，一般膝关节无渗出。0°~90°范围的被动膝关节活动通常相对无痛。随着屈曲角度加大，滑液囊可能会受到压迫而诱发疼痛。

鹅足肌滑囊炎引起的疼痛可局限于膝关节胫骨的内侧。红斑和发热不常见，但可能会出现肿胀。

通常不需要进行任何实验室检查。除非有钝性或穿透性损伤史，需进行X线检查以排除骨损伤或异物，如果患者的胫骨内侧区域存在明显的压痛，则需要排除应力性骨折。如果症状持续时间较长，则需要进行X线检查。

（三）鉴别诊断

患者常表现非常痛苦，患处伴有明显的局部炎症。有时，临床医生可能会怀疑患者患有脓毒性膝关节炎的可能性。因为肿胀位于膝关节前和关节外，所以不会出现膝关节积液体征。与脓毒性关节炎不同，该病膝关节在0°~90°范围内的活动时是相对无痛的。

大多数滑囊炎是炎性的，特别是对于有穿透性损伤史的患者，而脓毒性滑囊炎是常见并发症。

（四）治疗

服用非甾体抗炎药、休息和避免跪地动作。如果怀疑脓毒症，可能需要服用抗生素进行治疗。大多数的急性炎性症状可在5~7天内消退，但肿胀体征常常持续很长时间，有时甚至可能需要几个月才能消退。

如果脓肿形成，可能需要进行手术引流。而引流所形成窦道可能需要数月才能愈合。

鹅足肌滑囊炎是一种自限性疾病。休息、服用局部NSAIDs和间或进行物理治疗可能会对疾病的恢复有益。

三、股四头肌肌腱断裂/髌韧带断裂

这些损伤需要及时做出诊断，并通常需要进行手术修复。损伤的机制为膝关节被迫屈曲时股四头肌突然保护性地收缩，或者在跳高时膝关节受到强大的伸展力量。股四头肌肌腱撕裂在老年患者中较常见，而髌腱撕裂通常见于年轻、爱好运动的人群。

（一）临床表现

患者通常无法承受自身体重，并主诉膝关节无力和不稳定，膝前可出现肿胀。触诊时，患者会出现压痛感，医师可能会感觉到关节间隙的存在。由于受股四头肌影响，髌骨将不能进行移动，从而患者不能做直腿抬高试验。

患者需行X线检查来排除髌骨或胫骨粗隆的骨性损伤。图11.4示髌骨肌腱断裂时，髌骨上移。如果上述检查仍不

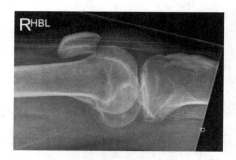

图11.4　髌骨肌腱断裂时，髌骨上移

能确诊，可行超声或MRI检查。

（二）治疗

医师如怀疑患者患有上述损伤，应建议患者及时转诊至矫形门诊进行手术修复。

四、非创伤性膝关节肿胀

非创伤性膝关节肿胀在临床非常常见。患者通常年纪较大，而年轻人很少出现非创伤性膝关节积液。膝关节肿胀的病因见表11.1。

表11.1　非创伤性膝关节肿胀的病因

青少年	成年人	老年人
外伤	外伤	骨关节炎
青少年类风湿性关节炎	痛风	退行性半月板疾病
剥脱性骨软骨炎	退行性半月板疾病	痛风/假性痛风
其他关节炎	类风湿	抗凝血剂介导的关节腔内积血
败血症	其他关节炎	败血症
肿瘤	败血症	肿瘤
莱特综合征	肿瘤	
凝血功能障碍介导的关节腔内积血		

（一）临床表现

对于年轻患者，详细询问病史和进行全身体格检查是很重要的。如没有外伤史，膝关节肿胀多数情况下是严重的疾病引起的。同时，需要询问患者有无其他关节疾病、全身症状（如寒战、发热或食欲不振）、家族史及出血性疾病。可能需要询问青少年患者冶游史。同时，需要仔细观察患者的体温变化，有无皮疹、淋巴结肿大和其他关节疾病，应特别注意手部的异常情况。膝关节检查应特别注意有无红斑和局部的发热体征，这是非常重要的。最后确定肿胀是否是渗出引起的，还是髌前肿胀或骨性肿胀。

（二）影像学检查

X线检查通常对诊断没有帮助，但对于年轻患者，可以排除剥脱性骨软骨炎或肿瘤的可能。在老年患者中，该检查出现阳性结果的可能性很小，但是如果出现关节真性交锁症状、患者关节存在游离体病史或出现了如夜间、长期持续或恶化的疼痛症状，也需要进行该项检查。

如果出现局部或全身性脓毒症的体征，则需要进行关节吸引术。如果关节积液突然形成，则应高度怀疑是关节积血形成，且这是行关节吸引术的指征。抽出物应立即进行革兰氏染色、培养、敏感性和显微镜下晶体沉淀物的检查。革兰氏染色阴性不能排除脓毒性关节炎的可能。

（三）鉴别诊断

诊断范围较广，总结如表11.1所示。对于年轻患者，如果没有外伤史，关节积液，这往往是一个很重要的体征，应进行全面检查。对于老年患者，退行性疾病是非常常见的病因，如没有任何危险症状或体征，可推迟检查，以观察简单治疗是否有效。

（四）治疗

该病治疗将完全取决于病因。年轻患者为了寻求进一步的治疗意见需进行全面检查，或建议其转诊。

急性痛风和假性痛风可采用NSAIDs或秋水仙碱进行治疗。如果服用上述药物存在禁忌证，那么，可短期服用泼尼松龙。较长期的治疗可以与别嘌醇一起使用。

骨关节炎可根据其症状进行治疗。轻度至中度症状可以采用抗炎药物（局部抗炎药可能有效）、分级运动和减轻体重等方案进行治疗。更严重的症状可能需要征求整形外科的治疗意见。

其他诊断大多需要转诊进行专科治疗。

拓展阅读

Brukner P, Khan K. *Clinical sports medicine*, 4th edn. McGraw-Hill Australia, 2012.

Brukner P, Khan K. Bursae and bursitis of the knee.Wheeless' Textbook of Orthopaedics. http://www.wheelessonline.com/ortho/bursae_and_bursitis_of_the_knee (accessed 15 December 2015).

McRae R. *Pocket book of orthopaedics and fractures*, 2nd edn. Churchill Livingstone, London, 2006.

Millar M, Thompson S. *DeLee & Drez's orthopaedic sports medicine*, 4th edn. Saunders, 2014.

Wardrope J, English B. *Musculo-skeletal problems in emergency medicine*. Oxford University Press, Oxford, 1998.

第十二章　胫骨和腓骨疾病

Roger Dalton, Mark B. Davies 和 Ashley Jones

概述

1. 小腿很容易发生各种类型的骨骼肌肉炎症，进而引起小腿疼痛和肿胀。

2. 从事体育活动的人群小腿和胫骨受到重大伤害的风险极高。

3. 仔细询问病史和全面的体格检查对于了解病因和将肌肉骨骼损伤与非创伤性疾病如深静脉血栓形成相鉴别至关重要。

4. 使用矫形鞋植入物纠正步态可能是有效的治疗方案。

5. 更先进的治疗方法，如电磁场治疗、超声治疗、离子电渗疗法和超声药物透入疗法等，尚无明确证据支持使用。

一、引言

小腿的解剖结构包括骨骼、肌肉、肌腱、神经、血管和结缔组织等。这些结构的损伤或过度使用均可以表现为胫骨和（或）腓骨的疼痛。本章将概述该部位较常见的骨骼肌肉损伤。

二、肌肉损伤

小腿肌主要分为前群和后群。图12.1示小腿肌前后群的解剖关系。

肌腱损伤是小腿疼痛最常见的原因，且腓肠肌肌腹的内侧是最常见的损伤部位。腓肠肌肌腹的外侧、远端的腓肠肌肌体和比目鱼肌也可受到损伤，但不太常见。这些损伤及其表现在临床上可能是非常明显的，例如，足球运动员在带球跑的时候突然感觉到小腿急剧的疼痛。然而，对于临床医生来说，若表现为无痛，则诊断较为困难。比目鱼肌损伤比腓肠肌损伤更少见，且更容易因肌肉"紧张"引起隐匿性损伤，这种情况通常是肌肉受到过度牵拉而变硬，伸缩受限而引起损伤。

患有肌腱损伤患者的检查应遵循"视、触、活动"的顺序。无论患者有无服用镇痛药，均应注意患者的步态。视诊损伤部位可能会观察到肌肉/肌腱的明显损伤，有时患处可出现红斑，但比较罕见。

触诊时，受损部位的皮肤温度可能会升高。

触诊时可能会出现局部压痛，严重（3级）的肌肉撕裂患者可感觉到明显的组织缺失（表12.1）。

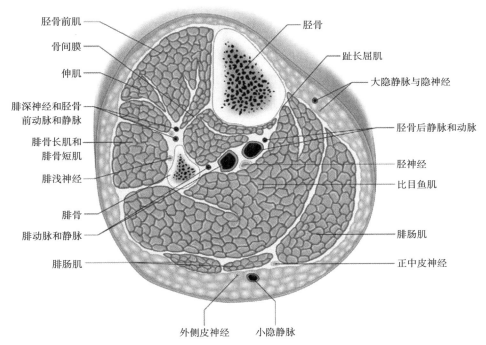

图12.1　小腿解剖结构和前后肌群的解剖关系

表12.1　小腿肌肉损伤的功能分级

分级	症状	体征
1	有些患者会出现急性疼痛，大多数患者活动时引起疼痛	触诊存在压痛，无功能障碍，但抵抗运动可出现疼痛
2	明显地急性疼痛，12~24小时后症状加重	触诊存在压痛，轻度功能障碍，但主动、抵抗运动均可出现疼痛，可能会见到明显的瘀伤
3	急性剧痛，随时间推移而减轻	触诊存在压痛，功能障碍明显；被动、主动和抵抗运动均可出现疼痛；可能会见到瘀伤

对于小腿损伤，评估其运动情况。应注意踝关节和膝关节的主动、被动和抵抗运动。在大多数情况下，主动和抵抗足跖屈可诱发疼痛。肌肉的功能状态可以通过观察患者足跟抬高的情况进行评估。轻微的肌肉损伤在做足跟

抬高动作时会出现疼痛，而损伤较严重的患者可能无法完成这一动作。

对于任何形式的肌肉损伤，冷冻疗法和压迫治疗均是最有效的治疗手段。上述措施可有效抑制受损组织向周围释放较多的血管活性化学物质。

如果患者在承重时出现明显的疼痛，应使用拐杖辅助承重，以防止对愈合的结缔组织进一步损伤，并保证愈合过程的连续性。患者穿可抬高足跟的鞋子有助于减轻下肢后部结构受力。

一旦早期炎性症状完全消退，患者可完全承重时，可做一些简单的向心拉伸动作，如提踵等。对腓肠肌和比目鱼肌同样重要的是，患者应接受周围肌肉结构的拉伸训练培训，以预防因肌肉紧张而出现的继发性损伤。

三、跟腱损伤/肌腱炎

跟腱由腓肠肌和比目鱼肌的远端肌腱部分组成。远端止于跟骨下方的跟骨结节，其中跟骨结节上面与跟腱之间是跟腱下滑囊。虽然它是一个较宽且质韧的肌腱，但很多种方式可致其损伤。

（一）跟腱肌腱炎

跟腱肌腱炎往往是由肌腱过度使用引起的。同样地，体重过重和久坐会有较大的力施加在患者的跟腱上，导致易患跟腱肌腱炎。无论哪一种或哪一类患者，局部炎症反应均可引起肿胀、疼痛和僵硬。其中，有几个特定因素可诱发跟腱肌腱炎。小腿肌肉发育不良的患者在进行某些类型的训练或运动（如壁球）时可导致肌腱受力过载。同样，训练时肌腱受力快速增加（如坡道跑/冲刺）也可能会导致肌腱受力过载。穿着支撑力不足的鞋子和平底鞋也可因肌腱的过度牵拉而导致肌腱炎的发生。肌腱纤维的微小撕裂可导致炎症，加之肌腱处血供不佳，因此常常会引发疼痛、慢性瘢痕的形成和肌腱纤维变性。患者诉患处疼痛和僵硬，通常早晨症状加重（晨起痛）。活动后疼痛可缓解，但随后疼痛又会复发。经体格检查可发现患者跟腱处存在压痛，且在腱旁组织严重发炎的情况下，可能会触诊到捻发感（音）。触诊患处可能会发现患侧肌腱比健侧明显增厚、肿胀，可呈典型的梭形。对于患者来说，主动和被动的足跖屈动作相对不受影响，但是，抗跖屈运动因施加到肌腱的负荷增加而引发疼痛。

轻微跟腱炎的患者可采用休息、抗炎药物和在物理治疗师指导下进行离心运动治疗。

穿着高鞋跟的鞋子对疾病的恢复是有帮助的，特别是对于运动相关性肌腱炎效果较好。干针疗法、腱旁大量注入流体疗法、血小板血浆注射和体外冲击波治疗也有个别成功病例的报道。但决不应进行类固醇注射，以避免出现肌腱断裂的风险。顽固的病例可以考虑手术治疗。

最重要的一点是将跟腱肌腱炎与跟腱断裂区分开来。跟腱撕裂的患者常诉踝关节后部突然出现疼痛。许多患者有踝部被踢过或撞过的病史，如曲棍球撞击等。患者无法正常行走，常表现为足趾无力或足部牵引力的丧失。由于趾长屈肌和腓骨肌的功能未受影响，患者仍可进行足跖屈动作。体格检查可见患者踝部后方有肿胀和压痛。肌腱断裂处可能存在明显的凹陷，但此症状有时不明显。跟腱的整体情况（或其他）可以通过Simmond试验进行临床评估，该试验有时也称为"小腿挤压试验"。患者跪在如检查床等抬高的平面上（图12.2）。健侧肢体的小腿腓肠肌收缩时，足底屈曲，随后跟腱"上提"。如果肌腱不完整，断裂的肌腱不再能够上提足跟，则出现足底屈曲障碍。

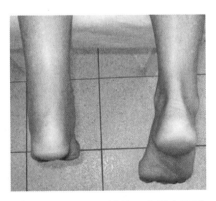

图12.2 Simmond试验。右侧小腿肌肉（健侧）收缩时，足部可跖屈；当左侧小腿肌肉收缩时，由于左侧跟腱破裂，足部不能移动。由于左侧肌腱及周围组织存在肿胀，应仔细检查肌腱断裂情况

肌腱断裂可以通过超声或MRI检查来进行确诊。X线片不能够观察到肌腱的损伤情况，但是，如果怀疑患者可能并发小的撕裂性骨折则也应进行X线检查。患者应采取足底跖屈位石膏夹板固定，并转诊去看矫形外科医生进行后续治疗。

（二）跟腱断裂的治疗

是否采用手术治疗主要取决于患者的自身情况。非手术治疗的患者肌腱再次断裂的发生率略高。如果患者进行手术治疗，肌腱再次断裂的发生率虽有所降低，但应考虑到术后并发症，例如切口感染、原性腓肠神经损伤等。手术的相对禁忌证主要是可能减慢肌腱和软组织愈合的因素，例如糖尿病、类固醇治疗和外周血管疾病等。在这些情况下，建议进行非手术治疗。

如果通过超声检查进行评估发现，足底屈曲20°时，肌腱腱端可以很好地适应足部，那么，对于这类患者，根据目前的证据似乎更支持其采用功能性支架进行非手术治疗，前提是肌腱腱端在6周的治疗时间内无移位。对于存在肌腱腱端收缩或延误诊治的患者，应建议其进行肌腱腱端缝合术，然后穿戴功能性支架进行康复。所有患者均需物理治疗以获得最大可能的康复。

物理治疗的目的是使患者恢复到受伤前的活动状态。这就需要加强周围肌肉和踝关节的训练。由于患处制动后均会出现不同程度的肌肉紧张，因此建议患者进行小腿肌肉的按摩治疗。受损肌腱的按摩治疗不仅可增加患处的血流量，而且可改善瘢痕组织的弹性。

早期可采用阻力带进行主动锻炼以防止肌肉萎缩，且一旦可全方位活动，就应逐渐进行负重训练。

四、外胫夹

"外胫夹"这一术语是指各种病因引起的小腿前方胫骨疼痛和功能受限等一系列症状疾病的统称，特别是对于一些优秀运动员，病情可能是非常严重的。根据病因可分为软组织疾病和骨性病变。

（一）非骨性病变

胫骨内侧应力综合征（medial tibial stress syndrome，MTSS）是指主要引起小腿疼痛的一类症状的总称。发病机制是包括比目鱼肌、腓肠肌和足底屈肌在内的小腿肌肉过度紧张所致。局部产生的较高应力可导致患者缓冲能力降低，如跑步可引起症状。如果再伴随胫骨重塑能力降低，则会导致胫骨弯曲和肌肉过度疲劳。这不仅会诱发疼痛，而且可引起功能受损。MTSS可以单独存在，也可逐渐发展成应力性骨折和（或）慢性腔室综合征。

诱发因素包括扁平足和跑步时双足过度内旋。跑步爱好者和舞蹈爱好者特别容易患MTSS，如果这类患者出现小腿疼痛，应高度怀疑该疾病。

MTSS患者往往具有比较典型的病史，即小腿内侧出现钝性疼痛，运动时恶化，休息时缓解。但有时会相反，运动时症状缓解，而休息时疼痛。

体格检查的结果往往是非特异性的。患者的胫骨外侧边缘可能存在压痛，且抵抗踝关节运动可能会出现症状。神经和血管检查往往都是正常的，但对于运动诱发的慢性腔室综合征患者，神经学检查可能存在阳性结果。

虽然X线检查对MTSS没有特异性，但可排除如骨折或肿瘤等疾病。MRI扫描可显示骨膜水肿、骨髓水肿和骨折情况。

（二）MTSS/外胫夹的治疗

患肢休息是该病最重要的治疗措施，有助于受损组织的恢复和重建。对于大多数患者来说，可采取该治疗方案，但对于专业运动员来说，保守治疗尚不能满足需要。为此，有学者尝试使用了一些更有针对性的方法来治疗MTSS，包括拉伸训练、冰按摩、腿部支架、电磁场治疗、超声治疗、离子电渗疗法和超声药物透入疗法等。尽管体外冲击波疗法似乎是最有前景的，但是，目前还没有明确的证据表明该治疗方法是有效的。

MTSS通常会导致胫骨前肌和比目鱼肌的功能不良，因此可针对这些肌肉进行强化训练。深层组织按摩也可改善症状，特别是在肌肉紧张的区域进行该治疗可能会改善踝关节的活动范围。活跃的踝关节活动对改善踝关节活动范围受限是有帮助的。

五、腓总神经损伤

腓总神经起自于坐骨神经，主要支配小腿前外侧和足背的感觉以及踝关节背屈运动。

腓骨头骨折常导致腓总神经损伤，由于患者无法进行踝关节背屈而表现为足下垂。在武术和执法行动中，如果受损部位在膝关节后面偏上，可导致短暂的足下垂，同时可伴有疼痛和感觉异常，使得受打击侧肢体失能。

非创伤性腓总神经损伤可见于多种情况下，包括长期卧床和长时间产科脚架姿势位等，均可引起足下垂和感觉异常。

六、Baker囊肿

Baker囊肿是滑膜囊的一种良性肿胀，常见于半膜肌肌腱滑囊，也可能继发于退行性半月板撕裂。该疾病主要表现为腘窝肿胀，通常无症状，但如果出现滑膜囊破裂，会引起小腿疼痛、肿胀和发红，需要与深静脉血栓形成或血栓性静脉炎相鉴别。患有Baker囊肿的患者在腘窝处可触及明显的肿块，膝关节稍屈曲时最容易触及。如果囊肿破裂，不仅膝关节后部会出现疼痛，而且由此产生的滑液可向小腿远端蔓延进而引起小腿肿胀、疼痛和红斑形成。另外，非常重要的一点是需要将Baker囊肿与出现腘窝肿胀的腘窝动脉瘤区分开来，并需要仔细检查患者的小腿疼痛是否是由深静脉血栓形成引起的。

七、骨性病变

胫骨和腓骨很容易受到应力损伤，表现为骨性炎症（骨炎）、骨膜炎症和应力性骨折。诱发因素包括步态的改变（如过度旋转）、超负荷训练、坚硬地面上的过度运动（如沿公路跑）、与健身水平不相称的运动和与既往损伤不相称的运动等。骨表面出现炎症可引发骨膜炎和（或）骨炎。同时，骨微裂也可能存在，如果未经治疗，机体对这些骨微裂的修复能力会受损。然后骨微裂逐渐扩大，引起完全骨折。

骨性病变的患者疼痛往往较局部且活动后症状加重，这一点是很容易理解的，而在某些情况下，开始活动时疼痛可能很严重，随着运动的进行疼痛有所缓解，而后再次加剧。这种疼痛模式常见于跑步爱好者，他们觉得自己可以"跑掉疼痛"，但往往症状随着时间的推移而恶化。如果症状急剧恶化可能表明骨折已经形成，也就是说，骨皮质已经完全断裂。

体格检查可发现，骨折处的皮温可能比患周皮肤的要高，特别是在骨折部位相对浅表的情况下就更常见。患者也可能存在骨性压痛，并且在施加振动力时，骨折部位也会出现疼痛，例如，轻叩患处或将音叉置于骨折处的皮肤上。

X线片可用于应力性骨折的诊断。在某些情况下，可以看到骨膜抬高，但这种情况只有到症状出现的2~3周后才会较明显（图12.3）。X线检查还可显示皮质损伤程度（图12.4）。

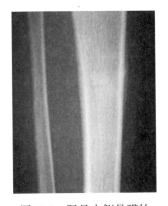 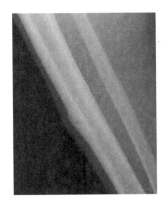

图12.3　胫骨内侧骨膜抬 　　图12.4　胫骨应力性骨折与
　　高，表明胫骨应力骨折 　　　　骨皮质受累

拓展阅读

Allen M. Overview of exercise induced lower leg pain. *Br J Sports Med* 2011; 45: 2 e2.

Batt M. Medial tibial stress syndrome. *Br J Sports Med* 2011; 45: 2 e2.

Brukner P, Khan K. *Clinical sports medicine*, 3rd edn. McGraw-Hill Professional, 2006.

第十三章　踝关节软组织损伤

Hasan Qayyum、Chris M. Blundell 和 Joanna Ollerenshaw

概述

1.踝关节损伤是急诊科和初级医疗保健服务门诊的常见病。

2.正确的诊断需要详细地询问包括损伤机制在内的病史和全面的体格检查，关节稳定性检查可辅助诊断。

3.渥太华踝关节准则对影像学检查的需求降低了**40%**。

4.高位踝关节扭伤在踝关节扭伤中占**10%~15%**，通常是暴力外旋造成的。这类患者常在诊治过程中被延误，患者虽自觉胫骨远端疼痛，但**X**线检查往往无异常。

5.由于踝关节软组织损伤大多数为急性，因此其治疗通常采用**PRICE**方法，即保护、休息、冰敷、压迫和抬高。镇痛药物，首选非甾体抗炎药，有助于减轻疼痛和肿胀。强烈建议患者尽早转诊进行物理治疗。

一、引言

踝关节的软组织损伤在人群中的发病率是很高的。无论是跌倒引起的踝关节机械性扭转，还是对抗性运动引起的踝关节暴力外旋和过屈，均可引起踝关节扭伤，严重者可出现踝关节无力症状，这均会影响到患者承重的问题。

这类损伤常见于年轻人和儿童，但在老年人群的发病率也逐渐增高，这可能是老年人娱乐活动增多引起的。近一半的急性踝关节软组织损伤是篮球和足球等运动的直接碰撞引起的。

二、踝关节的解剖结构

踝关节是一个复杂的铰链关节，主要行使足背屈（背伸）和足跖屈（屈曲）功能，该关节由胫骨远端、腓骨远端和距骨构成（图13.1）。踝关节韧带可以分为两组：踝外侧韧带和踝内侧韧带复合体。

（一）踝外侧韧带复合体

外侧韧带复合体是最重要的韧带群，由三条韧带组成，如下。

1.距腓前韧带（anterior talofibular ligament，ATFL）：在踝关节扭伤中，该韧带损伤最常见，ATFL由外踝前缘连接到距骨关节面的前方。

2.距腓后韧带（posterior talofibular ligament，PTFL）：由外踝的后部连接到距骨后突。

3.跟腓韧带（calcaneofibular ligament，CFL）：由外踝尖前方连接到跟骨而不附着于距骨。

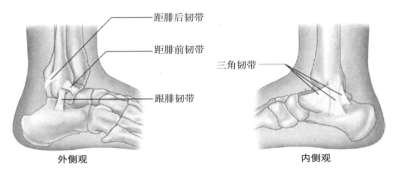

图13.1　踝关节的重要韧带

踝外侧韧带复合体薄而坚韧，很容易受到损伤。

（二）踝内侧韧带复合体

内侧韧带复合体（也称三角韧带）由起于内踝的大量成束纤维构成，可大致分为浅层和深层两层纤维，深层远端附着于距骨，浅层远端附着于跟骨。

（三）胫腓联合韧带

腓骨远端与胫骨远端之间的关节不是滑膜关节，而是属于踝关节复合体的一部分，该部位损伤也称为踝关节高位扭伤，现在更多的患者被诊断出来。前后胫腓韧带和骨间膜共同维持该联合关节的稳定。

三、踝关节的临床评估

在进行踝关节检查之前，应仔细询问患者损伤的具体过程以明确损伤机制。应特别注意以下病史信息。

- 损伤的发生过程：损伤是何时发生的？有没有立即进行冰敷或夹板固定？
- 损伤的机制：可能会涉及碰撞、扭转或外翻等不同性质的力引起的损伤。
- 承重：患者能否在损伤后立即行走4步？
- 是否存在旋转应力施加到患处？这是引起踝关节高位扭伤和骨折的危险因素。
- 踝关节损伤的既往史和损伤后康复评估史。
- 应仔细询问有无骨质疏松症、骨关节炎、类风湿关节炎、糖尿病和外周血管疾病等合并症。
- 如无相关病史，需要询问患者是否存在如发热、寒战和萎靡等炎性症状。如果存在，需要再次进行鉴别诊断，并考虑脓毒性关节炎或痛风的可能。

注意：

- 高能损伤可造成多发伤。
- 注意畸形的方向。
- 密切注意患处瘀伤和肿胀情况：这些体征代表损伤的严重程度。

踝关节的体格检查应力求简单而系统，包括视诊、触诊、关节活动、特殊检查、神经血管状态和关节上下的快速评估。

按照视诊、触诊和活动的顺序，首先需要观察患者的步态。然后以健侧作为标准，比较评估患侧脚踝肼胀、肿胀、畸形和活动范围情况。另外，对于非承重肢，应该仔细检查患肢的压痛点，以避免整个肢体的成像，没有特定的影像观察部位。需要牢记的是，患者因踝关节损伤无法行走4步是一个危险体征，应该一律进行检查。

触诊点应选取踝关节内侧和外侧踝的后缘、第五跖骨基底、舟骨和跟骨。明确这些部位是否存在压痛点。此外，还应触诊腓肠肌肌腹部，并通过Simmond挤压试验检查跟腱的完整性。

最后，还应触诊整个胫骨和腓骨。同时，为了避免漏诊相关的损伤，有必要时应对膝关节和足的情况作出评估，例如，在Maisonneuve骨折中，近端腓骨骨折往往合并踝关节的损伤。

血管的完整性应通过触诊胫后动脉（踝关节的主要血液供应）和足背动脉来进行检查，后者在10%的人群中触诊不到。

有几项特异性检查可用于评估踝关节的软组织损伤。这些检查主要通过倾斜和拉伸踝关节的特定韧带来判断是否存在韧带松弛或关节疼痛等症状。这些检查将在下文进行介绍。

四、渥太华踝关节准则：是否有效？

简而言之，答案是肯定的，很有效。在急诊科未使用该准则之前，大多数的踝关节扭伤均需进行X线检查。而在所有X线检查患者中，骨折患者不足15%。

学者Stiell于1992年提出急性踝关节损伤X线检查适用准则，即渥太华踝关节准则，将踝关节和足部的不必要X线检查降低了30%~40%。随后经证实，渥太华踝关节准则在排除踝关节和足的骨折方面的灵敏度，可达100%（图13.2）。

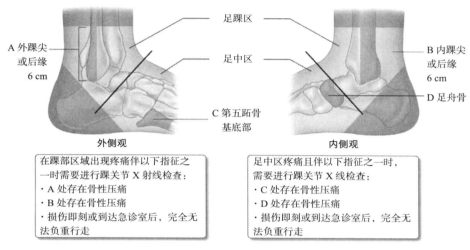

图13.2　渥太华踝关节准则

该准则不仅使用简单，且可适用于成年人任何踝关节损伤，甚至可以广泛地应用到腿部远端至中足部位的损伤。值得注意的是，渥太华踝关节准则最初是专门为成年人踝关节损伤而制定的。虽然在儿童中也进行了一些验证性研究，但其对儿童的诊断准确性与成人无法比拟。

渥太华踝关节准则强调，如果踝部区域出现疼痛伴以下指征之一时需要进行踝关节X线检查：

- 外侧踝后缘或尖端存在骨性压痛，或
- 内侧踝后缘或尖端存在骨性压痛，或
- 损伤即刻或到达急诊室后，完全无法负重行走。

渥太华踝关节准则还推荐，足中区疼痛且伴以下指征之一时，需要进行踝关节X线检查：

- 第五跖骨基底部出现骨性压痛，或
- 足舟骨出现骨性压痛，或
- 损伤即刻或到达急诊室后，完全无法负重行走。

五、踝外侧韧带复合体损伤

与内侧韧带复合体的损伤相比，外侧韧带的扭伤较常见且轻微。通常这种损伤是踝内翻引起的，有些患者也可能会存在因足跖屈曲等其他损伤机制。

（一）分类

踝外侧韧带扭伤的传统分类完全是按解剖学的结构进行分类的。其根据韧带损伤的范围和严重程度，将踝关节扭伤分为Ⅰ、Ⅱ和Ⅲ级，损伤类型Ⅰ级最轻微，Ⅲ级最严重（表13.1）。

表13.1　踝关节扭伤的分类

分级	Ⅰ级	Ⅱ级	Ⅲ级
功能	无功能的丧失	有一定程度的功能丧失	几乎功能完全丧失
松弛度	无韧带松弛	前抽屉试验阳性；距骨倾斜试验阴性	前抽屉试验和距骨倾斜试验均阳性 ⅢA：应力位X线片，前抽屉试验移动3 mm以下 ⅢB：应力位X线片，前抽屉试验移动大于3 mm
存在瘀青	小面积或无瘀青	存在瘀青	存在淤青
存在压痛	无压痛点	存在压痛点	压痛点极度疼痛
活动范围	踝关节总的运动幅度减少5°或更少	踝关节总的运动幅度减少5°~10°	踝关节总的运动幅度减少10°以上
肿胀	关节肿胀高度0.5 cm或更少	关节肿胀高度0.5~2.0 cm	关节肿胀高度大于2.0 cm

近期，踝关节扭伤的分类加入了功能受损程度这一指标，其包括活动范围、力量和完成功能检查的能力等因素。

虽然这两种分类方法各有其优点，但是在处理急性踝关节损伤时很难实施，可能更适用于后期随访评估。

对于急性踝关节扭伤比较实用的分类方法是根据临床检查将其分为踝关

节稳定性或非稳定性的损伤。

（二）踝外侧韧带复合体损伤的韧带试验

注意：

- 所有试验最好在患者放松的条件下完成。
- 简单分类为稳定性或不稳定性损伤就足够了。
- 不要多次重复试验，否则会加重患者的损伤，降低试验的敏感性。

临床上，有许多方法用于检测踝关节外侧韧带的稳定性。但最重要的试验可能是前抽屉试验和距骨倾斜试验，这两项试验可以帮助检查者对踝关节扭伤进行分级。

1.前抽屉试验

- 适应症：检测 ATFL 的完整性。
- 方法：检查者站在患者患侧，患者采取躺卧或坐位，同时，膝关节屈曲（图13.3）。检查者用手握住患侧足跟，患侧在右用右手，患侧在左用左手。另一只手固定胫骨远端，而足跟处的手抓牢且缓慢地向前拉：类似于向前拉抽屉。这可使足部向垂直于身体平行轴线的前方移动。该试验需向前缓慢用力，而不是快速抓举：类似于膝关节的 Lachman 试验。
- 试验阳性：踝关节向前移动即为试验阳性，有时在内侧关节线处可见褶皱。

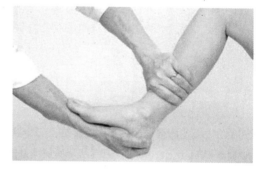

图13.3　前抽屉试验

2.距骨倾斜试验

- 适应症：检测 ATFL 的完整性，如果在距下关节处可检测到移动，也可检测 CFL 的完整性。
- 方法：患者足底处于正常屈曲状态，检查者用一只手固定小腿远端，另一只手握住跟骨使其强力内翻，以评估距骨运动（图13.4）。
- 试验阳性：距骨倾斜增加表明

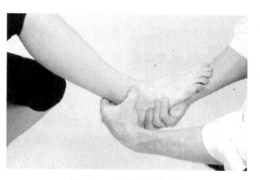

图13.4　距骨倾斜试验

ATFL断裂。如果距骨倾斜突然停止，但后足继续内翻，这表明损伤可能来自距下关节，存在CFL断裂。

注意：踝关节出现高位扭伤，且距骨移动程度随踝关节旋转而增加，则表明可能存在韧带联合损伤。

3. ATFL 应力试验

• 适应症：施加力于ATFL以评估Ⅰ/Ⅱ级扭伤。

• 方法：也称为足跖屈试验，检查者一只手握住跟骨，另一只手位于足背部使足跖屈并内翻踝关节（图13.5）。

• 试验阳性：踝关节外侧出现疼痛。

该试验最好在损伤的急性期症状消退后进行。

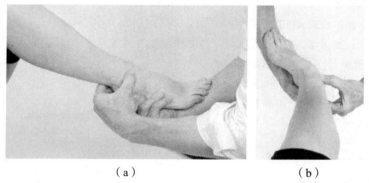

（a） （b）

图13.5 （a）检查者一只手握住跟骨，另一只手放于足背部使足跖屈并内翻踝关节来示范ATFL试验；（b）检查者使足底屈曲并内翻踝关节来示范ATFL试验的正视图

ATFL是踝关节外侧复合体损伤最常见的韧带，也是踝关节外侧最重要的支持韧带。在足跖屈和内翻动作中最易受损。相比之下，PTFL是外侧复合体中最强健的韧带，仅在极度内翻动作中才出现损伤。

4. CFL 应力试验

• 适应症：施加力于CFL以评估Ⅰ/Ⅱ级扭伤。

• 方法：也被称为内翻试验，检查者用一只手握住跟骨，另一只手放在脚背上，轻轻地背屈和内翻踝关节（图13.6）。

• 试验阳性：在伴或不伴活动受限的情况下，踝关节外侧出现疼痛。

值得一提的是，单纯CFL损伤很少见，常与ATFL损伤并发。ATFL的检查需要施加足跖屈和内翻力，而CFL的检查需要施加足背屈和内翻力。这两条韧带共同维持踝关节外侧的稳定性。

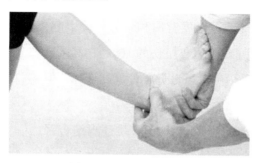

图13.6　CFL应力试验

六、踝内侧韧带复合体损伤

踝内侧韧带是一强韧、呈扇形的韧带，在踝关节内侧起到限制足跟外翻的作用。该韧带的单纯性损伤较少见，通常伴有骨折或胫腓骨联合损伤。

在踝关节的内侧，骨折比韧带损伤发生的风险要高出7倍。这主要是此处骨和软组织具有强韧的支撑带。

如果患者出现踝关节内侧踝的肿胀和压痛，应想到Maisonneuve骨折和（或）联合韧带损伤的可能。

内侧副韧带应力试验

• 适应症：施加力于三角韧带以评估Ⅰ/Ⅱ级扭伤。

• 方法：检查者用一只手握住跟骨，使踝关节背屈；另一只手放于足背上，在踝关节施加外翻应力（图13.7）。

• 试验阳性：伴或不伴韧带松弛的情况下，踝关节的内侧出现疼痛。

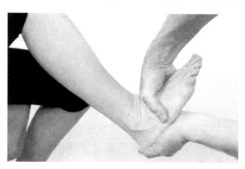

图13.7　内侧副韧带应力试验

七、踝关节高位（胫腓联合）扭伤

该损伤通常由踝关节过度背屈和暴力外旋引起，踝关节高位扭伤占所有踝关节扭伤的10%~15%。这类患者诊治常被延误。患者虽自觉胫骨远端疼痛，但其X线检查往往无异常。

外旋试验有助于进行临床诊断，并且当结合胫腓联合韧带存在压痛这一体征时，该试验是非常敏感的，不太可能漏诊该疾病。

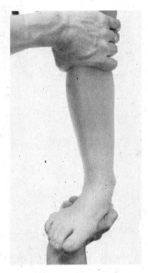

外旋应力试验

- 适应症：确定胫腓联合韧带的损伤。
- 方法：检查者一手握住跟部，另一只手固定膝关节，握住跟部的手外旋踝关节（图13.8）。
- 试验阳性：患者踝关节前外侧胫腓联合韧带出现疼痛。该损伤很少引起踝关节不稳定。

图13.8　外旋应力试验

踝关节高位扭伤的恢复时间较长，常持续数月，如延误诊治可能导致关节分离。患者在6~8周内需要尽量避免运动。对于被高度怀疑为该类损伤的患者应建议尽早转诊去看专科骨科医师。

八、踝关节不稳定和慢性踝关节疼痛

在急性外侧韧带损伤伴关节不稳定的病例中，有高达1/3的患者存在慢性踝关节问题，且踝关节疼痛是最常见的慢性症状。其可能是严重的踝关节损伤或反复的轻微损伤引起的。患者通常存在踝关节持续疼痛和不稳定的病史，特别是在不平坦的地面行走时，这种情况就更明显。

慢性踝关节不稳定既可以是功能性的，也可以是机械性的。

- 功能性：患者主诉外侧韧带损伤，慢性踝关节不稳定认为是患者本体感觉障碍引起的。隐匿性骨软骨游离体可能会被误诊为踝关节功能性不稳定。
- 机械性：损伤的韧带出现松弛导致了踝关节运动时受力增加。

应力位X线片在诊断慢性踝关节不稳定方面存在不确定性。而MRI检查和临床评估对诊断慢性机械性不稳定较敏感。

慢性踝关节不稳定的治疗是以肌肉强化和本体感觉锻炼为重点的一种功能康复。通常保守康复治疗超过6个月而失败的患者可选择手术修复治疗。

九、治疗：干预和康复

踝关节软组织损伤大多数为急性，因此治疗通常采用PRICE方法，即保护、休息、冰敷、压迫和抬高。止痛药物首选NSAIDs，有助于缓解疼痛和肿胀。强烈建议患者尽早转诊进行物理治疗。

踝关节扭伤的循证医学治疗可分为以下几个阶段。

（一）急性/制动康复阶段

出现在急诊科的大部分踝关节损伤患者处于该阶段。通常损伤后的前72小时内，患处会出现明显的疼痛、肿胀和部分或完全无法负重等。

• 早期辅助承重：研究显示，患者尽量早期承重有助于早期恢复运动和工作，这是有据可查的。急性期可拄拐杖进行部分承重，以减轻疼痛，促进正常行走，也可鼓励患者用脚尖行走，保护足跟免于受力。在严重的情况下，早期使用功能性踝关节支持装备可以加快恢复时间并降低功能不稳定性。

• 早期锻炼：早期循序渐进进行旨在恢复运动范围，逐渐恢复患肢力量和本体感觉，以改善踝关节功能，同时，从长远角度，可降低踝关节扭伤的复发率。

• 冷冻疗法：建议患者在踝关节损伤的急性期反复、间歇性用冰来缓解疼痛，首选通过浸泡的方式进行。

（二）逐步增加负重/感觉运动训练康复阶段

该阶段是急性损伤的后期阶段，其中，功能性和机械性踝关节不稳定、慢性踝关节疼痛和间歇性肿胀等症状和体征较常见。

• 手法治疗：可通过采用主动和被动关节活动来改善活动范围。患者有必要进行背屈情况下完全承重训练，这不仅可恢复正常的步态，而且有助于完全的功能恢复。

• 治疗性锻炼和活动：患者需要进行数周的负重功能锻炼，以提高踝关节动态稳定性。运动协调和运动平衡可通过本体感觉训练来解决，重点是锻炼预测和前馈反应、肌肉反应时间和位置/平衡校正等。最后，哪一种为最佳的本体感觉训练需要进一步的证据来确定，但是，最佳训练应该具有可行性且应与患者个体的需求相关。

拓展阅读

Anderson S. Evaluation and treatment of ankle sprains. *Comp Ther* 1996; 22: 30–38.

Bachmann LM, Kolb E, Koller MT, Steurer J. Accuracy of Ottawa ankle rules to exclude fractures of the ankle and mid-foot: systematic review. *Br Med J* 2003; 326(7386): 417.

Bleakley CM, McDonough SM, MacAuley DC, Bjordal J. Cryotherapy for acute ankle sprains: a randomised controlled study of two different icing protocols. *Br J Sports Med* 2006; 40: 700–705.

Bleakley CM, O'Connor SR, Tully MA *et al*. Effect of accelerated rehabilitation on function after ankle sprain: randomised controlled trial. *Br Med J* 2010; 340: c1964.

Chande VT. Decision rules for roentgenography of children with acute ankle injuries. *Ann Emerg Med* 1992; 21: 384–390.

Clanton TO, Porter DA. Primary care of foot and ankle injuries in the athlete. *Clin Sports Med* 1997; 16: 435.

Clark KD, Tanner S. Evaluation of the Ottawa ankle rules in children. *Ped Emerg Care* 2003; 19(2): 73–78.

De Bie RA, de Vet HC, van den Wildenberg FA *et al*. The prognosis of ankle sprains. *Int J Sports Med* 1997; 18: 285–289.

Garrick JG, Requa RK. The epidemiology of foot and ankle injuries in sports. *Clin Sports Med* 1988; 7(1): 29–36.

Hattam P, Smeatham A. *Special tests in musculoskeletal examination: an evidence-based guide for clinicians*. Churchill Livingstone, London, 2010.

Holme E, Magnusson SP, Becher K *et al*. Theeffect of supervised rehabilitation on strength, postural sway, position sense and reinjury risk after acute ankle ligament sprain. *Scand J Med Sci Sports* 1999; 9: 104–109.

Kerkhiffs GM, Rowe BH, Assendelft WJ *et al*. Immobilisation for acute ankle sprain. A systematic review. *Arch Orthop Trauma Surg* 2001; 121: 462–471.

Lamb SE, Marsh JL, Hutton JL *et al*. Mechanical supports for acute, severe ankle sprain: a pragmatic, multicentre, randomised controlled trial. *Lancet* 2009; 373(9663): 575–581.

Lin C, Hiller C, de Bie R. Evidence based treatment for ankle injuries: a clinical perspective. *J ManipTher* 2010; 18(1): 22–28.

Malliaropoulos N, Papacostas E, Papalada A, Maffulli N. Acute lateral ankle sprains in track and field athletes: an expanded classification. *Foot AnkleClin* 2006; 11: 497–507.

Marder R. Currentmethods for the evaluation of ankle ligament injuries. *Instr Course Lect* 1995; 44: 349–357.

Matharu GC, Najran PS, Porter KM. Soft tissue ankle injuries. *Trauma* 2010; 12: 105–115.

McConnochie KM, Roghmann KJ, Pasternach J *et al*. Prediction rules for selective radiographic assessment of extremity injuries in children and adolescents. *Pediatrics* 1990; 86: 45–47.

Plint AL, Blake B, Osmond MH. Validation of the Ottawa ankle rules in children with ankle injuries. *Acad Emerg Med* 1999; 6: 1005–1009.

Postle K, Pak D, Smith TO.Effectiveness of proprioceptive exercises for ankle ligament injury in adults: a systematic literature and meta-analysis. *ManTher* 2012; 17(4): 285–291.

Rubin A, Sallis R. Evaluation and diagnosis of ankle injuries. *Am Fam Phys* 1996; 54: 1609–1616.

Simon S. Structure and function of the foot and ankle. In *Orthopaedic basic science*. American Academy of Orthopaedic Surgery, Rosemont, IL, 1994, pp. 592–622.

Stiell IG, Greenberg GH,McKnight RD *et al*.A study to develop clinical decision rules for the use of radiography in acute ankle injuries. *Ann Emerg Med* 1992; 21: 384–390.

Stiell IG, Greenberg GH, McKnight RD *et al*. Decisions rules for the use of radiography in acute ankle injuries. Refinement and prospective validation. *J AmMed Assoc* 1993; 269(9): 1127–1132.

Tintinalli JE, Stapczynski JS, Ma OJ et al., eds. *Tintinalli's Emergency medicine*: *a comprehensive study guide*, 7th edn. McGraw-Hill Medical, New York, 2010.

Van Rijn RM, Van Heest JA, van der Wees P *et al*. Some benefit from physiotherapy intervention in the subgroup of patients with severe ankle sprain as determined by the ankle function score: a randomised trial. *Aust J Physiother* 2009; 55: 107–113.

Wolfe MW, Uhl TL, Mattacola CG. Management of ankle sprains. *Am Fam Physician* 2001; 63(1): 93–104.

第十四章　足部软组织损伤

Sherif Hemaya 和 Carolyn Chadwick

概述

1.足部的软组织损伤是比较常见的问题，且具有非常重要的临床意义，其可不同程度地导致患者承重和行动困难，会对患者的日常生活产生重大的影响。

2.本章主要讲述了日常临床实践中常见的足部软组织损伤。

3.每种疾病均按照流行病学、临床特征和标准治疗方案的顺序进行介绍，并列出了相关的鉴别诊断以帮助临床医师进行鉴别。

4.本章还列出了其他要点，以进一步强调重要的临床知识。

一、足底筋膜炎

足底筋膜炎是足底筋膜在跟骨结节的内侧附着处出现炎症和退化性改变引起的。足底筋膜为足底足弓最主要的支撑结构，不仅可防止足弓塌陷，同时可吸收在正常步态周期中落地所产生的反作用力。因此，足底筋膜炎可能是足弓承重过程中反复受到生物力学应力引起的微小筋膜撕裂导致的。

（一）流行病学

足底筋膜炎是引起成人足后跟疼痛的最常见病因，发病率约为10%。各年龄段的成人均可发病，女性的发病率是男性的两倍，种族对发病率没有影响，爱好运动的人群或职业运动员的发病率更高。研究发现，体重和体重指数（body mass index，BMI）上升是形成足底筋膜炎的显著危险因素。妊娠、扁平足、高弓足、鞋子不合脚或磨脚、步态异常、长时间站立、跑步、跳跃和步行等也是诱因。

（二）临床表现

足底筋膜炎常隐匿起病，患者表现为严重的足底内侧足根部疼痛，一般在无承重一段时间后，再次活动时会感到疼痛，例如，晨起下床迈出第一步或者长时间静坐后迈出第一步开始感觉疼痛。行走数步后疼痛有所缓解，但随着承重时间增加，疼痛又会出现并加剧。临床上，通常根据触诊足底筋膜出现压痛和足趾被动背屈试验出现疼痛方可做出诊断（图14.1）。

（三）鉴别诊断

需要与之鉴别的疾病包括足底筋膜破裂、跟骨应力性骨折（这通常是足后跟疼痛的病因）、来自腰骶椎关节的牵涉痛、足跟脂肪垫炎、缺血性疼痛、肌腱病变（通常是跨长屈肌腱）和踝管综合征（可在踝关节屈肌支持带或足部水平压迫胫神经及其分支）等。

注意：缺血性足部疼痛必须始终作为一个需要与之鉴别的重要疾病。而患者则可能认为创伤是引起这类症状的主要病因。因此，每一位患者必须进行全面的神经、血管检查。

（四）治疗

该疾病通常有自限性，1年以内90%以上患者的症状均可自行缓解。传统的治疗方法主要是非手术治疗，包括患者教育、使用带有足弓支撑的鞋具和具有镇痛作用的抗炎药物（全身和局部）等。无论是建议患者休息，还是调整日常活动量，所涉及的承重问题也需要与其他物理治疗方案一起解决。

治疗之初所需要采取的治疗方案是冰疗，可将冰块或冰袋直接在足后跟和足底上摩擦/按摩，也可将足跟和足底浸泡在冰水中进行冰浴，但需要注意谨防冻伤。

物理治疗的第二个方面是足底筋膜、小腿肌肉和跟腱的拉伸训练。足趾背屈、深层按摩足底筋膜可达到拉伸的效果（图14.2）。在足底滚动易拉罐（最好是冰冻状态的，以顺便获得冰敷的益处）或高尔夫球也可起到伸展筋膜的作用（图14.3）。还可以进行足趾屈曲训练，加强足部的肌肉力量（图14.4）。

小腿肌肉和跟腱的拉伸可通过不对称的牵拉训练来进行（图14.5）。

带有足弓支撑减震的鞋垫和夜用夹板也可能获得有效治疗效果。如果上述治疗无效，还可以采用皮质类固醇注射和其他一些较新的治疗方案，例如富血小板血浆注射和体外冲击波治疗等。对于少数患者，保守治疗12个月以上无效的情况下，考虑手术治疗。

二、跖骨痛

跖骨痛是指任何原因引起的足部跖骨下方疼痛的一类疾病，通常是前足

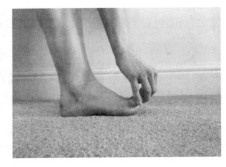

图14.1　足趾被动背屈

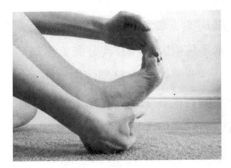

图14.2　足趾背屈来进行足底筋膜按摩

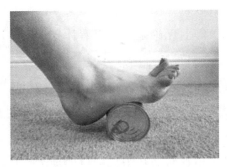

图14.3　足底滚动易拉罐进行按摩

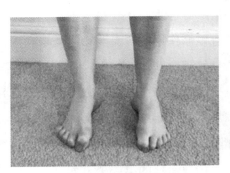

图14.4　足趾屈曲训练

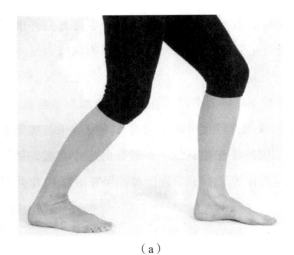
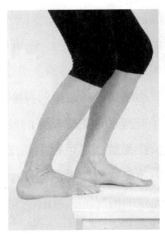

（a）　　　　　　　　　　（b）

图14.5　小腿肌肉牵拉训练。（a）平地训练；（b）台阶训练

足底区域过度受压或劳损引起的。

（一）流行病学

常累及参加高强度运动且前足足底区域需要承受较大力量的人群。

（二）临床表现

主要症状是患者偶感一个或多个跖骨头部疼痛，常常逐渐起病，如果存在急性损伤，如足底板撕裂或骨折可突然起病。跖骨挤压试验可用于诱发症状出现。

（三）鉴别诊断

需要与之相鉴别的疾病包括压力性骨折、炎性关节病（如痛风）、滑囊炎、足底板撕裂、脂肪垫萎缩，趾间神经瘤和小趾畸形等。

（四）治疗

该病通常采用保守治疗，包括如减少穿高跟鞋次数等穿鞋习惯的改变。此外，可建议患者穿戴矫形器以重新分配足底的压力，减轻跖骨头如跖骨隆起的受力。对于需要瘦身和减肥的超重者，跟腱拉伸是有效的治疗方案。根据基础诊断，如果保守治疗失败，可能会需要手术治疗。

（五）经验与教训

趾间神经瘤可导致趾间跖骨头之间的间隙的趾间神经受到刺激，出现炎症。因此，这种机械压迫性神经病变可产生显著的跖骨痛症状。除了疼痛之外，常常还会出现足趾灼痛、麻木和刺痛等症状。外侧足/跖骨受压症状可能会更严重。

三、足伸肌肌腱炎

足伸肌肌腱炎可引起足背部疼痛。通常由鞋靴窄小引起的，鞋靴可直接压迫这些肌腱导致炎症，随后引起患处的疼痛和肿胀。

（一）流行病学

最常受到累及的是踇长伸肌，成年人中在各年龄段均可发病，特别是那些喜欢走路和跑步身体需要长时间承重的人群，再加之鞋身较紧，就更容易出现。除了足部踢伤外，直接创伤也可引发该类疾病。诱发该类疾病的其他危险因素是高弓足和平足。

（二）临床表现

患者可诉足背部疼痛，且活动时症状加重，休息时缓解。足背部也可出现压痛、肿胀，有时也可见明显的瘀血，足趾抵抗外展也可引起疼痛。

（三）鉴别诊断

需要与之鉴别的疾病包括痛风、跖骨骨折、退行性关节病和复杂性局部疼痛综合征（complex regional pain syndrome，CRPS）。

（四）治疗

主要的治疗措施包括患者教育、改穿舒适宽松的鞋子、调整日常活动量、进行小腿肌肉拉伸、冰疗和服用抗炎（局部和全身）和止痛药物等。其他的治疗方案是超声治疗、穿戴矫形鞋垫和鞋子，以及在受累肌腱鞘局部注射类固醇类药物等。但是，注射类固醇类药物会增加肌腱断裂的风险。病情严重的患者可能需要穿戴易拆卸的低膝石膏绷带/夹板。

（五）经验与教训

对于只有第二或第三跖骨出现疼痛和肿胀的患者，应考虑跖骨应力性骨折的可能性。

四、胫骨后肌腱鞘炎

这通常由于肌腱的内在结构异常或慢性反复压迫导致生物力学改变而引起的。急性创伤也可能会诱发该疾病。足部踝关节扭伤后可随足的旋前和外翻致肌腱的变性和牵拉，并诱发腱鞘炎的出现。并在数年内逐渐恶化形成扁平足畸形。如果胫骨后肌腱一直未经治疗，最终可能会导致该肌腱的断裂。该肌腱的急性断裂是比较罕见的。

（一）流行病学

女性比男性更多见，其发病年龄通常大于40岁。肥胖和糖尿病也是患此病的危险因素。高强度运动是年轻人群患此病的一个危险因素。

（二）临床表现

在较轻微的外伤或扭伤后，在踝部的内侧面通常会出现持续的踝关节内侧疼痛，伴或不伴有肿胀，活动时症状会恶化。在疾病早期阶段，足内侧内纵弓不受影响。随着疾病的进展，到了后期阶段，足跟外翻，并且出现扁平足畸形。站在患者身后，"多脚趾"征是很明显的。患者也将无法进行单腿足跟抬高试验，即足趾点地站立（图14.6）。

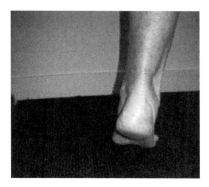

图14.6　单腿足跟抬高试验

（三）鉴别诊断

在没有急性外伤史的情况下，该疾病通常被误诊为踝关节内侧扭伤。当怀疑该疾病时，可行患处骨骼肌肉超声或MRI检查来确诊。

（四）治疗

对于早期的胫后肌腱腱鞘炎，可采用的治疗方法包括镇痛、NSAIDs、患者教育、调整活动量及穿戴膝下石膏绷带、可拆卸的步行靴（图14.7）或矫正器使发生病理改变的肌腱得到休息等。经保守治疗达6个月以上且症状无改善者需要考虑手术治疗。

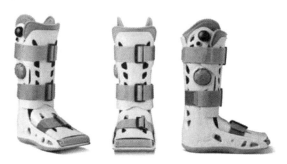

图14.7　步行靴

（五）经验与教训

在没有急性外伤史的情况下，不应简单地做出踝关节内侧扭伤的诊断，因为胫骨后肌肌腱病非常纤弱且具有形成胫骨后肌腱鞘炎的可能性。建议对此类患者进行适当的随访。

五、应力性骨折

应力性骨折是比较常见的，多是由骨骼长期、反复受到压力，导致骨骼疲劳，最终引起骨折。足部应力性骨折典型部位是第2跖骨，但也可累及其他跖骨和舟骨。

（一）流行病学

长时间的或异于常人的运动是该病典型的病因，通常会增加活动量或改变运动水平。由于患者在出现症状前，几乎没有外伤史，因此有将该病认定为软组织"扭伤"的倾向。该病的其他危险因素是骨质疏松症、年轻女性的月经紊乱、节食和类风湿病等。

（二）临床表现

足部背侧出现肿胀，同时，舟骨或跖骨附近出现局部骨性压痛。起病初期X线片通常无异常改变，2~4周后可出现骨膜反应。确诊可能需要进行骨扫描。

（三）鉴别诊断

需要与之鉴别的疾病包括伸肌肌腱炎、跖骨痛和趾间神经瘤等。

（四）治疗

该病可通过减少活动、休息、抬高患足、冰敷、服用镇痛药物和穿着舒适坚固并具有合适鞋垫的鞋子来缓解症状。对于无法承重的患者，可采取穿戴膝下石膏绷带或可拆卸的步行靴（图14.7），并辅以拐杖。疾病恢复大约需要6~8周。

六、复杂性局部疼痛综合征（CRPS）

CRPS有两类，CRPSI和CRPSII。CRPSI，也称为反射性交感神经萎缩症，是指创伤后出现的非特异性疼痛综合征。CRPSII是由神经的直接损伤引起的。

（一）流行病学

女性的发病率较高，且20~35岁为发病高峰期。该病在10岁以下儿童中较为罕见，但也有发病的可能。吸烟与该病的发生有很强的相关性。另外，该疾病的病理生理学机制是非常复杂的，其涉及神经系统的所有部分。

（二）临床表现

CRPSI的主要症状是自发痛慢性加重，其引起的严重疼痛与初始创伤不成比例。疼痛部位通常不会出现在单一神经支配的区域，且患肢随着运动带来的肌肉疲劳而症状加重。由于患者活动患肢存在困难，所以，患者患肢无论是运动方面还是感知方面常表现为废用状态。因此，可能会出现肌肉痉挛、震颤和肌张力障碍，并且通常会出现肌肉的废用性萎缩。

通常患者也会存在感觉障碍，包括触刺激诱发痛（触摸疼痛）和感觉迟钝（感觉减退）。这种感觉障碍属手套袜子型感觉障碍，且疼痛存在时及有疼痛刺激时更明显。

血管运动障碍表现为患肢和健侧之间的皮肤温度存在差异及皮肤颜色出现变化，患侧皮肤表现为皮肤变薄光亮、干燥或有鳞屑。毛发逐渐变得粗糙、稀疏，指甲的生长速度变慢。如果患者出现异常出汗和肢体水肿则可表示有植物神经紊乱。

（三）治疗

该病应进行多学科联合治疗（麻醉科、心理科、矫形外科、神经内科、理疗科等），常采用NSAIDs、物理治疗和职业治疗，以及旨在帮助患者缓解慢性疼痛的其他治疗方案。另外，神经阻滞、硬膜外注射、脊索刺激剂和手术交感神经切除术已经得到成功应用。

（四）经验与教训

如果患者外伤后，出现的疼痛与损伤的严重程度不成比例，或者存在自主性神经体征和症状，且无其他可解释的病理学病因，应考虑CRPS的可能性。早期诊断和积极治疗可有效改善患肢运动范围和预后。

拓展阅读

Bulstrode C, Wilson-Macdonald J, Eastwood D *et al. Oxford textbook of trauma and orthopaedics.*
Oxford University Press, Oxford, 2011.

Marx J, Hockberger R, Walls R. *Rosen's emergency medicine-concepts and clinical practice.*
Elsevier Saunders Publishing, Philadelphia, PA, 2014.

Medscape online resources http://emedicine.medscape.com

Patient.co.uk online resources http://www.patient.co.uk